TRAITEMENT
DES ENFANS
DANS LE PREMIER AGE.

QUATRIÈME PARTIE.

INTRODUCTION.

On peut dire que l'enfant, tel qu'il est dans la matrice, environné par un fluide qui le défend des accidens extérieurs et lui donne un degré égal de chaleur, nourri par quelque chose que ses propres organes n'ont point préparé, et pourvu d'un principe vivifiant d'air, au moyen d'un mécanisme admirable et merveilleux, est seulement dans un état de végétation.

Mais quand il est séparé de la mère par la délivrance, il éprouve une grande et importante révolution; la chaleur et la protection contre les accidens extérieurs dépendent alors de l'attention des autres; la nourriture est préparée par la digestion des alimens reçus dans son propre estomac, et il ne peut obtenir l'avantage de l'air que par la respiration.

Si la nature n'avoit pas pourvu avec bonté à ces changemens, l'espèce humaine devroit être éteinte. On ne peut donc imaginer avec raison que les dangers soient dus à l'état dans lequel les enfans doivent nécessairement se trouver aussi-tôt après l'accouchement, si ce n'est dans le cas d'une mauvaise administration.

Les preuves qu'on a apportées, en faveur de l'opinion contraire, ne servent qu'à prouver incontestablement l'ignorance et l'inattention des observateurs; car les cris que les enfans poussent presqu'universellement ne sont pas la conséquence des douleurs, mais les moyens par lesquels la révolution qui survient dans leur forme s'établit complètement.

Les corps des enfans diffèrent, de ceux des grandes personnes, sous plusieurs rapports, outre ceux de la grandeur et de la forme extérieure. Une connoissance de ces différences éclaircira la manière de soigner les enfans en santé, et de les traiter dans les maladies. On doit donc l'acquérir avant de s'occuper de cet objet.

Différences dans la structure des Enfans nouveaux-nés, de celle des grandes personnes.

DANS les enfans, les nerfs sont dans une proportion plus grosse, leur facultés sont aussi plus grandes; c'est pourquoi plusieurs circonstances qui ne paroissent pas affecter les adultes, telles que le froid, le chaud, etc. ont sur eux une influence considérable.

Tous les vaisseaux sont beaucoup plus nombreux; leur action est plus fréquente, et, par-conséquent, le pouls des enfans est toujours très-vîte, et toutes les sécrétions et excrétions sont plus promptes et en plus grande quantité.

Les parties charnues sont plus molles et moins distinctement marquées; leur action n'est pas en conséquence aussi puissante.

Les os sont mous, spongieux et imparfaits; ceux qui, dans la suite, seront simples, sont alors généralement divisés en plusieurs portions, et presque tous ont leurs extrémités, ou bords cartilagineux. Les corps des enfans n'ont donc pas une exacte régularité de forme, et ne sont pas bien soutenus. Leurs différentes parties ne se meuvent pas avec autant de fermeté, et les organes logés dans les cavités ne sont pas aussi bien défendus.

Les appendices des os sont dans une proportion beaucoup plus grosse : ce qui rend les articulations mobiles et immobiles moins fermes.

La susbstance cellulaire est aussi dans une proportion plus grande : ce qui occasionne l'irrégularité dans la forme des parties molles.

Tous les fluides sont plus doux et plus aqueux, et fournis en plus grande quantité. Le chyle et le sang sont plus nutritifs, et ce dernier est moins âcre. Les fluides visqueux et gélatineux sont plus pâles; la bile et l'urine ont moins d'acrimonie.

La peau est plus délicate et plus agréablement colorée; elle est plus sensible aux impressions extérieures, parce que la surpeau est très-mince et très-molle. Sous la peau il y a généralement un grand amas de graisse qui couvre la forme des parties charnues.

La tête est grosse en proportion du corps. Ses os ne sont pas engrenés l'un à l'autre, mais unis par des membranes cartilagineuses : ce qui fait que le cerveau, qui est très-mou, peut être aisément comprimé et offensé.

La face n'a pas l'expression qu'elle acquiert par la suite. Les yeux, d'abord, n'ont pas la faculté de distinguer les objets; ils sont, ainsi que leurs appendices, d'une délicatesse remarquable, et souffrent par-conséquent des plus légers accidens. Le nez, par l'état de ses os, est aussi beaucoup exposé aux injures; la sensibilité de ses nerfs le rend extrêmement irritable, et le mucus, qui couvre constamment l'intérieur de cet organe, le défend probablement des mauvais effets auxquels il seroit souvent exposé par sa structure. Les oreilles paroissent, comme les yeux, ne posséder, pendant quelque temps, que très-peu de faculté. La bouche n'est ordinairement garnie de dents que quelques mois après l'accouchement; car, quoique formées, elles restent sous les gencives jusqu'à ce temps. L'os de la mâchoire inférieure est divisé en deux pièces, par une portion de cartilage.

Le tronc du corps n'est pas assez fort pour soutenir convenablement les parties supérieures, ni pour protéger les organes qu'il renferme : car une grande partie de l'épine est cartilagineuse, et toute la poitrine l'est aussi Les côtes sont en effet plus parfaites que plusieurs des autres os; mais elles peuvent aisément foiblir, à cause de l'état de la poitrine; et les parties charnues, etc., qui environnent le ventre, étant molles et délicates, ne peuvent apporter de résistance à tout ce qui peut blesser les intestins.

Les poumons, jusques-là petits, flasques et peu fournis de sang, commencent, immédiatement après l'accouchement, à exécuter l'opération de la respiration, et à recevoir tout le sang : ils exécutent ces fonctions durant toute la vie. Ces organes sont d'abord foibles et irritables : le cœur agit avec une force et une vîtesse considérables.

Le foie est d'une grandeur remarquable, en proportion des autres parties, et il n'est pas aussi bien défendu que dans la suite. La vessie du fiel est presque dans la même proportion : l'estomac diffère seulement par la grandeur et par la délicatesse de sa structure : on peut dire la même chose du canal intestinal. Mais il y a dans les grands boyaux une substance différente de celle qu'on observe dans les grandes personnes : c'est une matière noire, visqueuse, tenace, que les médecins appellent *meconium*. Les reins sont en lobes, et les glandes renales sont plus grosses en proportion. La vessie urinaire et les autres organes du bassin sont différemment placés, parce que cette cavité est très-imparfaite, à cause de l'état cartilagineux des os dont elle est composée.

Les extrémités sont foibles et presqu'inutiles : l'état des articulations et la quantité de cartilages des extrémités supérieures et inférieures les rend incapables d'exécuter de long-temps leurs propres fonctions.

Ces remarques expliqueront la nécessité des précautions à prendre dans le traitement des enfans, et qui sont détaillées dans les pages suivantes.

CHAPITRE PREMIER.

Traitement des Enfans, par rapport à la propreté, à l'habillement, aux alimens, à l'air et à l'exercice.

PAR ce qu'on vient de dire sur l'état des enfans après l'accouchement, il est aisé de comprendre qu'il faut apporter beaucoup d'attention aux circonstances qui échappent presqu'à la connoissance des grandes personnes.

La grande mortalité des enfans, qui a lieu parmi les pauvres des grandes villes, doit peut-être être attribuée principalement à la négligence du traitement recommandé dans ce chapitre : c'est pourquoi on ne peut entrer dans de trop grands détails, ni le suivre trop scrupuleusement.

SECTION PREMIÈRE.

Propreté.

LA peau des enfans, à leur naissance, est couverte d'une matière épaisse et glutineuse, qui forme un enduit sur toute sa surface. Le premier soin de la nourrice est, en général, de l'enlever, et c'est à quoi elle est engagée, et par les préjugés de la mère et de ses gardes, et par l'avis des médecins.

Cette substance, quelle que soit son origine, est certainement fournie par la nature, pour défendre l'enfant des impressions auxquelles il seroit exposé dans la matrice, y étant suspendu dans un fluide.

La propriété des moyens ordinaires employés pour enlever cette matière glutineuse, immédiatement après l'accouchement, m'a long-temps paru très-douteuse : c'est pourquoi, dans un ouvrage que je publiai, il y a quelques années, j'observai qu'il importe peu que cette matière soit enlevée le premier jour, ou non. L'expérience de plusieurs années m'a aujourd'hui convaincu que non-seulement les soins que prennent les nourrices d'enlever, à force de la laver, toute la matière tenace de la peau des enfans nouveaux-nés, produisent beaucoup de mal, mais qu'il est réellement indifférent de l'enlever le premier jour, ou non, parce que, comme elle devient sèche, et qu'elle forme une espèce de croûte, elle disparoît aisément, au second ou troisième lavage.

On pourroit, à l'appui de cette opinion, insister avec assez de raison sur ce que l'exposition soudaine, à l'air, de la peau non-défendue peut être suivie de mauvais effets : mais, sans recourir aux raisonnemens spéculatifs, il doit surement être aisé de comprendre, pour quiconque fait attention à l'état délicat du système de l'enfant, que les mains rudes d'une nourrice bourrue, en frottant avec violence chaque partie du corps, doivent inévitablement ou écorcher sa tendre peau, ou en comprimant les divers organes internes, déranger leur système délicatement combiné.

C'est pourquoi on exécutera le premier lavage avec une grande modération et une grande prudence, au moyen d'une légère dissolution de savon dans de l'eau chaude, qui est préférable à toutes celles qu'on employe souvent. Les liqueurs sont très-pernicieuses, et on ne doit jamais se servir de substance graisseuse, parce qu'elle pourroit devenir dangereuse. Le cou, les aisselles et les aines demandent communément plus d'attention que toute autre partie, parce que la croûte y est plus épaisse, et qu'un rude frottement, sur-tout sur ces parties, pourroit les blesser. On ne doit jamais continuer long-temps ce frottement, même avec modération, afin d'ôter toutes les impuretés qu'on suppose : car, comme on l'a déjà observé, ce qui reste cédera facilement au prochain lavage.

On ne peut trop fortement recommander la plus scrupuleuse attention à la propreté, sous les autres rapports, non-seulement après l'accouchement, mais durant tout le période de l'enfance. On baignera l'enfant, pendant les deux ou trois premières semaines, dans de l'eau tiède, le matin et le soir, et par la suite, dans l'eau froide. Tout le corps doit être lavé le matin, et le soir sa moitié inférieure.

Les avantages du bain froid sont depuis long-temps presque généralement reconnus dans la Grande-Bretagne, et ici du moins les enfans sont convenablement baignés tous les matins, jusqu'à l'âge de deux ou trois ans. Les philosophes spéculatifs ont seuls fait des objections contre une pratique qui est extrêmement bienfaisante pour la santé.

Toutes les parties de l'enfant doivent être tenues entièrement sèches, et on doit, dès qu'on s'en aperçoit, éloigner toutes les impuretés accidentelles, comme les vêtemens mouillés, etc.

SECTION IIe

Habillemens des Enfans.

Les maillots épais et contre nature, dans lesquels on enchâssoi enchâssoit autrefois les enfans, sont heureusement rejetés aujourd'hui, et une routine depuis long-temps établie a par bonheur cédé aux insinuations de la raison et de l'expérience. Le serrement des bandes et des maillots n'est pas seulement douloureux, mais dangereux. Ils interrompent la circulation, arrêtent subitement l'accroissement de quelques parties, et font prendre à d'autres une direction contraire.

Les raisonnemens théoriques peuvent néanmoins induire dans une erreur opposée à celle qui est aujourd'hui abolie : car le desir de donner à l'enfant toutes les aises possibles peut faire paroître inutiles et contraires les précautions que l'expérience suggère aux nourrices elles-mêmes, à l'égard des habillemens.

La disposition qu'ont ordinairement les enfans à se frotter les yeux de leurs petites mains, rend essentiel le simple artifice des femmes pour les en empêcher : autrement, les yeux pourroient souffrir beaucoup de ce frottement.

Les cris de l'enfant sont sujets à occasionner l'avancement des intestins au nombril. Ce fâcheux accident peut souvent être prévenu, par l'application d'une large pièce molle de léger molleton, en forme de bourrelet. Il ne sera jamais serré : autrement, il pourroit, non-seulement blesser les intestins, mais peut-être occasionner des ruptures à la partie inférieure du ventre.

Avec ces précautions, les vêtemens des enfans seront légers et simples, construits de manière à pouvoir être passés aisément et promptement. Ils doivent être appropriés au climat et à la saison, et capables de fournir un degré considérable de chaleur, afin que le changement d'état de chaleur dans lequel l'enfant se trouvoit, comparé à celui dans lequel il se trouve après l'accouchement, ne puisse pas être assez sensible pour causer de la douleur.

On doit toujours se servir de cordons, au lieu d'épingles. Tous les vêtemens doivent être assez lâches pour que l'enfant puisse mouvoir et étendre ses petits membres avec la plus grande liberté, et autant qu'il est nécessaire pour sa santé.

On changera souvent les linges, sur-tout ceux qui touchent à la peau, et on ne laissera jamais sur l'enfant le même vêtement pendant vingt-quatre heures continues.

Les vêtemens de nuit ne doivent pas être en égale quantité que ceux qu'il porte le jour, autrement l'enfant seroit continuellement exposé à être affecté du froid, etc.

Une coutume ridicule, introduite par les nourrices, et contre laquelle tous les parens, qui ont à cœur la santé future de leurs enfans, doivent se mettre en garde, c'est de tenir les membres de l'enfant beaucoup plus serrés sous leurs vêtemens durant la nuit que pendant le jour. Le repos, par ce moyen, est dérangé, et le sommeil souvent interrompu.

Les vêtemens de nuit doivent donc être entièrement lâches et beaucoup plus légers que ceux du jour, comme l'exige la différence d'état, pour que l'enfant soit toujours à-peu-près dans le même degré de chaleur en tout temps. Par la même raison, quand l'enfant dort avec ses vêtemens de jour, il doit être très-légèrement, ou plutôt point du tout couvert.

SECTION IIe

Nutrition des Enfans.

L'EXPÉRIENCE de plusieurs siècles, ainsi que les argumens qu'on peut tirer par l'analogie, a convaincu tout observateur sincère que le lait est l'aliment le plus naturel et le plus sain pour les enfans dans le premier âge. Toutes les recherches que les philosophes spéculatifs ont faites, de temps en temps, pour substituer d'autres espèces d'alimens à celui préparé par la nature pour la nutrition, n'ont servi qu'à fournir de tristes preuves de leur erreur, et à montrer que les facultés imprimées dans la constitution humaine, surmontent quelquefois même les dangereux effets d'une prévention inconsidérée.

Les avantages qui résultent de la nutrition et pour la mère et pour l'enfant, ont été si souvent expliqués, et sont si généralement reconnus, qu'il n'est pas besoin d'aucun autre éclaircissement à cet égard.

On a très-mal-à-propos imaginé que toutes les mères doivent être nourrices. Plusieurs enfans ont été les victimes de cette opinion, et un grand nombre n'ont traîné leur existence qu'avec chagrin, la foiblesse de leur constitution les ayant rendus incapables de sentir le plaisir de jouir d'une bonne santé.

Le luxe et le raffinement, introduits dans la manière de vivre, quoiqu'ils n'empêchent pas toutes les femmes d'être mères, en rendent certainement plusieurs incapables d'être nourrices. On ne peut supposer qu'une femme délicate, nécessairement engagée dans les dissipations d'une vie élevée, et confinée dans une grande ville, puisse fournir du lait en quantité suffisante, ou d'une qualité convenable : dans ce cas, son enfant doit, ou mourir faute de subsistance, ou, à défaut du sein de sa mère, être nourri par des alimens contre nature et dangereux.

Ce ne sont pas là les seuls inconvéniens auxquels s'exposent les dames de cette classe, qui entreprennent de nourrir. La délicatesse de leur complexion, qui les rend inaptes à cette fonction, et le genre de vie qu'elles ont depuis long-temps adopté par ton ou par habitude, s'opposent également au changement de régime et aux règles qu'elles sont obligées de suivre pour les heures de leur repos et de leur sommeil, et leur santé ne peut manquer de souffrir une grande altération. Elles ne peuvent donc jouir du plaisir d'être nourrices, et l'état de langueur de l'enfant les prive des sensations agréables que son accroissement fait éprouver aux autres mères.

Lors donc que les dames de cet état desirent alaiter leurs enfans, elles doivent se retirer à la campagne, où, éloignées de l'air corrompu des grandes villes, des plaisirs et des amusemens à la mode, elles s'efforceront, par la plus scrupuleuse attention dans une nourriture régulière, dans les heures du repos, et dans un exercice modéré, en plein air, à refaire leur constitution, et à remplir tout ce qu'elles doivent à leur progéniture.

Les femmes d'un rang élevé, ne sont pas les seules mères qui ne puissent devenir nourrices. Il y a des maladies qui, quoique venant originairement d'un déréglement dans la vie, sont héréditaires dans les familles. Les préjugés de la plupart des hommes, sont si forts contre les femmes qui paroissent avoir quelque maladie héréditaire, qu'ils apportent toujours le plus grand soin dans le choix d'une nourrice à gages. Plusieurs médecins ont combattu cette opinion, en disant que ces maladies, affectant uniquement les solides, ne pouvoient se transmettre par les fluides; que, par-conséquent, la nourrice ne pouvoit jamais les communiquer à son nourrisson. Mais si l'état des fluides a quelqu'effet sur celui des solides; si, en d'autres mots, la condition du corps dépend de celle des sucs qui réparent la dissipation continuelle à laquelle ses diverses parties sont sujettes, on trouvera que le sens commun de la multitude ignorante est supérieur aux théories raffinées des philosophes rêveurs.

Il est donc du devoir de tout médecin de conseiller aux parens, qui, malheureusement, sont affligés de quelque maladie héréditaire, d'envoyer leurs enfans en nourrice à la campagne, chez une femme d'une bonne santé, et de prolonger le temps de la nutrition, quelques mois au-delà du terme ordinaire.

Cependant, quand la mère est d'une constitution saine et robuste, elle est certainement la meilleure nourrice, et on doit lui conseiller d'entreprendre cette tâche, autant pour sa santé propre que pour celle de son enfant.

On présentera l'enfant au sein, aussi-tôt que la situation de la femme le permettra, parce que la substance noire et visqueuse, renfermée dans les intestins, sera mieux évacuée que par tout autre moyen que l'art fournit. La pernicieuse pratique de donner à l'enfant des médecines purgatives, aussi-tôt qu'il est né, ne peut être trop réprouvée; car la retention du méconium pendant quelques heures après l'accouchement, produira certainement moins d'inconvéniens que ceux occasionnés par l'acrimonie des substances que l'enfant est forcé d'avaler.

Les moyens artificiels les plus simples pour éloigner

cette matière, tels que le sirop simple, ou une dissolution de manne, seront employés lorsqu'on croira que le lait de la nourrice ne répondroit pas à cet objet.

Plusieurs auteurs ont recommandé de donner à teter à l'enfant à des périodes réglés; mais l'expérience a fait voir la difficulté d'une telle attention, et les mauvais effets qui suivent souvent son exécution.

Quoique les enfans qu'on restreint le moins, et à qui on permet de teter à plaisir, soient ceux qui jouissent d'une meilleure santé et croissent le plus, la femme cependant évitera de devenir l'esclave de son enfant, comme plusieurs ont l'indiscrétion de le faire. On ne doit donc jamais laisser l'enfant s'endormir au sein, ni l'accoutumer à surcharger son estomac de lait, au point de vomir.

Les femmes se souviendront toujours que le genre de vie le plus favorable à la santé, fournit le meilleur lait et le plus abondamment: les nourrices ne doivent donc jamais manger à des heures irrégulières, ni en plus grande quantité que ne le demande l'appétit. Elles se mettront également en garde contre l'abstinence et le trop de nourriture; elles éviteront soigneusement la fatigue, l'indolence, ou l'inactivité et tout déréglement.

Quoique la nature rende rarement nécessaire, dans l'enfance, tout autre aliment que le lait, cependant, dans la vue d'introduire, par degrés, un changement dans la nourriture, la pratique de donner d'abord à l'enfant, tous les jours, un peu de bouillie ou de panade, paroît être raisonnée; car, quand on néglige de le faire jusqu'à l'approche du sevrage, l'habitude est difficile à rétablir, et il y a à craindre que l'enfant ne souffre d'un changement subit. D'abord, on doit donner seulement une fois par jour de ces alimens ; on peut les augmenter, par degrés, jusqu'à deux, et, avant le sevrage, on doit les donner jusqu'à trois fois.

Plusieurs femmes commencent à donner du potage à l'enfant, peu d'heures après sa naissance. Cette pratique manque rarement d'occasionner du mal à la bouche, et de violentes douleurs dans les intestins, etc. ; et on ne doit jamais la favoriser, malgré les argumens des nourrices qui donnent à manger à l'enfant à la cuiller.

Si les matières composées de pain et d'eau, et qui, en apparence, ne sont pas mal-faisantes, produisent de mauvais effets, quelle doit être la conséquence de la pernicieuse coutume de donner aux enfans des liqueurs en forme de *toddy* (5), dans la vue de prévenir les tranchées? Ces liqueurs, quoique mêlées, étant appliquées à leurs tendres organes digestifs, détruiront inévitablement, ou altéreront leurs fonctions, et peuvent laisser le germe à une suite des plus dangereuses maladies. On peut, en effet, insister en faveur de cette pratique horrible et contre nature, sur ce que plusieurs enfans sont accoutumés à un *toddy* foible peu de jours après leur naissance, et qu'ils continuent de croître sans interruption. Mais ces argumens ne servent qu'à prouver que la constitution vigoureuse de ces enfans est capable de résister aux effets ordinaires des liqueurs fortes.

Quoique la panade ou la bouillie, soit aujourd'hui presqu'universellement usitée, comme capables de sup-

---

(5) Le français manque d'expression pour rendre ce mot. C'est une liqueur préparée avec de la graine de carvi, et autres graines, que les femmes du commun donnent aux enfans pour appaiser les tranchées.

pléer au lait de la mère, cependant on peut leur donner un aliment plus approprié, et avec plus d'avantage, tel que du lait de vache mêlé avec un peu d'eau et de sucre, auquel on peut ajouter un peu de biscuit, du bouillon coupé.

SECTION IVe

Air, Exercice, etc.

Si les grandes personnes, qui ont été plusieurs années accoutumées à un air impur, se sentent souvent indisposées dans un endroit foulé, un degré beaucoup moindre de mauvais air, affectera surement les enfans dont les poumons sont foibles et irritables.

Comme l'enfant est communément confiné dans une ou deux chambres, pendant le premier mois, on aura soin qu'elles ne se remplissent pas de mauvais air, soit par le nombre de ceux qui font des visites, soit en restant trop fermées.

Quand l'enfant a acquis assez de force pour être capable de résister à l'exposition du plein air, on le promenera tous les beaux jours, dans le temps que le soleil a beaucoup d'influence. On le tiendra d'abord, seulement, hors des portes pendant très-peu de temps; et la personne, qui est chargée de lui, le promenera lentement et doucement, et évitera sur-tout de le tenir dans un courant d'air. Elle pourra, par degrés, le mener dehors deux fois par jour quand la saison est favorable, et aussi par degrés, pendant un plus long espace de temps.

On ne peut mieux faire connoître l'importance d'un air pur pour les enfans, qu'en comparant la santé de ceux qui sont nourris dans les grandes villes, avec celle de ceux élevés à la campagne. Dans l'année 1767, un acte du parlement, rendu sur les observations pleines d'humanité de M. John Hanway, obligea les officiers d'église d'envoyer leurs enfans, pauvres, en nourrice à la campagne, à une distance convenable de la ville.

Avant que cette mesure bienfaisante fût prise, sur vingt-quatre enfans pauvres, reçus dans les ateliers, il n'en vivoit pas plus d'un au bout d'un an; de sorte que, sur deux mille huit cens (nombre moyen qu'on admettoit tous les ans), il en mouroit deux mille six cent quatre-vingt-dix : au lieu que, depuis que cette mesure a été adoptée, le nombre des morts se monte seulement à quatre cent cinquante, et la plus grande partie de ces mortalités arrive durant les trois semaines que les enfans sont retenus dans les ateliers.

Quoique, certainement, d'autres circonstances, outre l'impureté de l'air, telles que la négligence, etc, doivent contribuer à cette terrible mortalité, cependant la préférence de l'air de la campagne, sur celui des grandes villes, est clairement prouvée par ce fait et peut être confirmée par le visage maigre, les couleurs pâles et les membres foibles des enfans élevés dans lesvilles, même l'orsqu'on apporte la plus grande attentiou.

Un exercice convenable aux enfans est plus nécessaire que ne l'imaginent les observateurs superficiels; car l'inattention, à cet égard, laisse souvent le germe, non-seulement de difformités qui peuvent détruire cette agréable symétrie que l'auteur de la nature a donnée au corps humain, et attaquer la santé, mais aussi donner naissance à des maladies qui, quoique leur approche soit lente et graduelle, se terminent subitement d'une manière fatale

Durant les premières semaines après sa naissance, l'enfant dort naturellement plus des deux-tiers du temps. La fatigue qu'il éprouve d'être lavé, habillé, etc., matin et soir, et d'être levé souvent pour être nettoyé durant le jour et la nuit, peut être considérée comme un exercice suffisant dans ce période.

La délicatesse remarquable des enfans, et l'état cartilagineux de leurs os, rendra toute violente agitation du corps, pendant les deux premiers mois, extrêmement dangereuse; mais à proportion qu'il avance en âge, les os deviennent graduellement plus complets, et les autres solides plus fermes : c'est pourquoi un degré modéré de mouvement, en provoquant la libre circulation des fluides, sera extrêmement bienfaisant.

On doit constamment éviter que l'enfant n'affecte une position particulière; car comme la mollesse des os leur fait aisément prendre une forme contraire, il pourroit facilement s'ensuivre des difformités qui détruiroient la santé, ou devenir la source de beaucoup de maladies par la suite.

On ne laissera donc jamais l'enfant sur le même côté, et on ne le portera pas toujours sur le même bras.

L'usage des berceaux n'est pas aussi universel aujourd'hui qu'il l'étoit autrefois, et on doit espérer qu'il ne reviendra pas de mode. L'intention de la nature n'a jamais été que les enfans fissent de l'exercice durant le sommeil, après qu'ils ont mangé. L'idée que le balancement d'un berceau ressemble au mouvement auquel les enfans ont été accoutumés dans la matrice, est une erreur. Les petits des autres animaux dorment paisiblement et tranquillement, une grande partie de leur temps, sans être bercés, quoiqu'ils aient été aussi habitués à un mouvement modéré de balancement avant leur naissance.

On a prétendu que les objections contre l'usage du berceau, tirées des abus qui peuvent suivre cette pratique, étoient inadmissibles; mais certainement une personne prudente ne recommandera aucun expédient inutile, dont on puisse, par inattention, faire un usage contraire.

La mère ne se charge pas toujours du soin du berceau; la nourrice, dans plusieurs occasions, peut agiter l'enfant trop violemment, blesser par là quelques-unes de ses parties délicates, sur-tout la tête.

Les enfans, pour ces raisons, doivent toujours dormir dans un lit depuis le temps de leur naissance, quoique cette coutume soit suivie de quelques inconvéniens, et même de dangers; car il peut souvent être incommode pour la mère de porter son enfant dans la chambre à lit chaque fois qu'il s'assoupit; et durant la nuit, si la femme n'a pas été accoutumée à dormir avec un enfant, elle peut facilement l'étouffer : accident qui, malheureusement, arrive plus fréquemment qu'on ne l'imagine.

On peut éviter tout inconvénient et tout danger en adoptant un expédient très-simple. On peut construire une crêche ou un berceau, de manière à pouvoir le fixer au côté du lit durant la nuit, et à le transposter d'un endroit à l'autre pendant le jour : il ne doit pas être fait pour balancer.

On doit apporter beaucoup d'attention à l'état du lit de l'enfant; car il est exposé à se mouiller ou à se salir; et si on le laisse ainsi, sa santé peut en être altérée. Cela ne peut arriver, si le lit est rembouré de paille qu'on doit renouveler de temps en temps. Elle est préférable à la plume et à la laine, qui attirent aisément et retiennent l'humidité et les impuretés, et elle est plus molle que du crin.

CHAPITRE IIe

Maladies des Enfans nouveaux nés.

Les maladies auxquelles les enfans nouveaux nés sont sujets viennent, ou de quelque blessure reçue durant l'accouchement, ou d'imperfections originelles, ou de négligence dans les vêtemens et la propreté, etc.

Quelques-unes de ces maladies sont suivies de beaucoup de danger, et d'autres, seulement légères et momentanées, cèdent au plus simple traitement.

SECTION PREMIÈRE.

Moyens qu'on doit employer pour le recouvrement des Enfans morts-nés.

Les efforts louables et puissans de la *société humaine* ayant produit les moyens de recouvrer la vie dans plusieurs occasions où l'on croyoit cela impossible autrefois, ont prouvé que des morts apparentes arrivent plus souvent qu'on ne le croyoit jusqu'alors.

Le recouvrement fréquent des enfans morts-nés, dans les circonstances où l'expérience seule a encouragé de telles espérances, doit apprendre à tous ceux qui se mêlent des accouchemens, combien il est important d'employer avec prudence et attention, les moyens qui conduisent à cette fin.

On présente les observations suivantes, non-seulement

dans la vue d'expliquer la méthode convenable qu'on doit suivre pour le recouvrement des enfans morts-nés, mais aussi dans l'intention de rendre tous ceux qui soignent la malade, capables de donner aux accoucheurs des avis qu'ils pourroient négliger, à cause de l'embarras naturel dans ces occasions.

Durant le travail, l'enfant est tout-à-fait insensible et conséquemment un corps purement passif. Ce grand effet est produit par une cause très-simple ; savoir : la compression du cerveau par le rapprochement des os de la tête. Comme cette pression, en général, est purement passagère, les os reprennent leur première situation au moment où l'enfant est né. La pression étant donc éloignée, l'enfant regagne sa sensibilité, et est en état de commencer ses nouvelles fonctions.

Mais, quand l'enfant est retenu dans le passage au-delà d'un certain temps, la pression, long-temps continuée sur le cerveau, occasionne un état qui ressemble au plus profond sommeil. Quand il naît dans cette situation, il paroît dépourvu de vie ; mais la pulsation, dans le cordon, montre que la nature bienfaisante n'a pas eu dessein que la vie fût aussi facilement éteinte.

Dans ces cas, les accoucheurs coupent le boyau du nombril, et tirent un peu de sang, dans l'idée que l'enfant est apoplectique.

Cette pratique est cependant dangereuse et contraire ; car la perte de sang, même en petite quantité, peut produire de très-mauvais effets sur le système si délicatement combiné de l'enfant, et ne peut en même temps contribuer, si ce n'est d'une manière éloignée, à écarter la cause de la mort apparente. On comprendra cela facilement, en considérant que les facultés de l'enfant, dans ces circonstances, sont suspendues seulement en conséquence de la pression que les os de la tête exercent sur le cerveau.

Lors, donc, que la pulsation dans le cordon est distincte, quoique l'enfant ne donne aucun autre signe de vie, la communication entre lui et sa mère ne doit pas être interrompue. L'accoucheur soutiendra l'enfant, et l'empêchera de se refroidir. On attend de cette manière, que les os de la tête reprennent leur situation par degrés; et la pression sur le cerveau cessant, l'enfant regagne sa sensibilité, et devient en état de commencer l'opération de la respiration. Quand on s'en aperçoit par les cris, etc. on peut nouer le boyau du nombril, et le séparer de la manière accoutumé.

Le défaut de pulsation dans le cordon ombilical des nouveaux-nés, s'ils ne sont point dans un état de putréfaction, indique l'interruption du cours du sang du placenta à l'enfant, d'où résulte la suspension des facultés vitales.

Quand l'arrière-faix n'est pas détaché de la matrice, quoiqu'il n'y ait pas pulsation dans le cordon, on doit employer tous les moyens de raviver l'enfant avant d'interrompre la communication entre lui et la mère; parce que, si le sang peut être envoyé à l'arrière-faix, l'enfant vivra jusqu'à ce qu'il acquière assez de force pour exécuter l'opération de la respiration, de laquelle dépend son existence quand il est séparé de sa mère.

Dans cette vue, on peut mettre sur la tête de l'enfant une large coiffe de flanelle, et placer son corps sur un bassin d'eau chaude, tandis qu'on frottera légèrement la peau avec la main. On tiendra le cordon chaud, au moyen de l'application d'un morceau de flanelle chaude.

Si, après que ce traitement a été long-temps continué, la pulsation revient dans le cordon, on pourra espérer que l'enfant respirera bientôt. Un instant suffit pour cela; car, si on ne prend aucun soin, dans ces occasions, pour hâter cette importante fonction, on peut craindre les plus dangereuses conséquences.

Mais quand l'arrière-faix est détaché, ce qu'un accoucheur peut facilement découvrir, ou quand la pulsation dans les vaisseaux du cordon n'est pas promptement renouvelée, l'opération de la respiration peut seule sauver la vie de l'enfant; et, pour cela, on dirigera l'attention toute entière vers cet objet.

Pour parvenir à ce but intéressant, on doit nouer le cordon et le séparer à la manière ordinaire; on placera immédiatement l'enfant dans de l'eau chaude, devant le feu, en élevant sa tête et ses épaules. On introduira de l'air dans ses poumons au moyen d'un petit tuyau, ou d'une plume, insérée dans une des narines, tandis que l'autre et la bouche seront entièrement fermées. Des auteurs ont conseillé d'introduire l'air par la bouche; mais l'estomac, par cette pratique, se tend facilement : ce qui empêche les poumons d'être convenablement remplis. On poussera alors, modérément, l'air dans les poumons, en pressant légèrement la poitrine, et en soufflant de nouveau dans le tuyau. Cette imitation de la respiration doit être continuée pendant un temps considérable, jusqu'à ce que le cœur commence à battre. L'enfant pousse ensuite son haleine, en excitant, par quelque moyen, une prompte sensation, comme en touchant l'intérieur de ses narines avec un peu d'eau-de-vie, en chatouillant la plante des pieds, ou en frappant les fesses.

Le tabac en poudre, ou des substances stimulantes, données en forme de lavemens, ou l'application de la fumée de tabac, ou l'exposition soudaine à l'air froid, peuvent dans plusieurs cas devenir dangereux, quoiqu'on les ait employés quelquefois avec succès. On ne doit donc jamais y avoir recours que lorsque tous les autres moyens ont été tentés inutilement.

Quand l'enfant est ravivé par ces moyens, il pousse, en général, son haleine pendant quelque temps à des intervalles considérables, avant de respirer librement. On le retirera de l'eau quand il donnera les premiers signes de vie, et on l'enveloppera dans des flanelles chaudes.

La simplicité des moyens de raviver les enfans morts-nés, les rend d'un usage général. Plusieurs de ceux qu'on a tout récemment proposés, tels que l'électricité, ne peuvent remplir cet objet.

Les soins, pour le recouvrement des enfans dans cette situation, doivent être continués pendant une longueur de temps considérable, quoiqu'ils paroissent sans succès. On a, par ce moyen, préservé de la mort plusieurs enfans qui avoient été abandonnés par des accoucheurs.

SECTION IIe

Rétention du Méconium.

LA substance noire et visqueuse, appelée méconium, est ordinairement chassée des intestins peu d'heures après que l'enfant a été mis au sein de la mère. Mais quelquefois elle est si ténace, et adhère tellement aux intestins, que le lait n'est pas assez actif pour l'en détacher.

L'impatience des nourrices pour faire évacuer cette substance, et les remèdes qu'elles forcent les enfans à prendre, ont souvent causé les maladies les plus alarmantes.

La retention du méconium ne doit pas beaucoup inquiéter, à moins que l'enfant ne soit malade ; mais si, par quelque circonstance, il ne peut être présenté de suite au sein, ou s'il est alaité par une femme qui a été delivrée depuis quelque temps, le remède ordinaire sera du sucre et de l'eau.

Quand, avec la retention, il y a des signes évidens d'oppressions, de douleurs dans les intestins, ou d'irritation dans le système général, alors on adoptera quelques moyens plus puissans pour exciter l'écoulement.

Rien n'est meilleur, pour cela, qu'une dissolution de manne dans de l'eau, donnée à la dose d'une cuiller à thé, toutes les heures, jusqu'à ce qu'elle opère, tandis qu'on donnera fréquemment de simples lavemens, consistant seulement dans un très-petit verre d'eau chaude.

Dans quelques cas rares, le méconium est retenu par la clôture du passage naturel ; circonstance qui est toujours suivie de beaucoup de danger, et qui exige le secours immédiat d'un habile homme de l'art.

SECTION III.

Imperfections originelles.

LES enfans ne naissent pas toujours dans un état de perfection à l'égard de la structure de leur corps ; car quelquefois ils ont des parties défectueuses, superflues ou mal-placées, les passages naturels bouchés, et des marques sur diverses parties.

Plusieurs de ces imperfections n'admettent point de remède, tandis que d'autres peuvent être aisément rectifiées.

Il est de la nature de cet ouvrage de décrire en détail toutes les espèces de mauvaise conformation qui ont lieu par occasion. Les observations suivantes se rapportent seulement à celles qui se rencontrent le plus fréquemment.

Des enfans naissent quelquefois avec des défauts autour de la bouche, qui peuvent les empêcher de teter : les plus remarquables sont les fentes aux lèvres.

Ces imperfections paroissent sous plusieurs formes différentes; car quelquefois la fente est seulement sur une lèvre, et généralement sur la supérieure; elle est alors simplement occasionnée par la division des parties : dans d'autres cas, il y a une perte considérable de substance entre les parties divisées. Il existe quelques exemples où il y a deux fentes à une seule lèvre; d'autres, où les deux lèvres sont affectées; d'autres enfin, où la division n'est pas seulement sur une lèvre, mais s'étend sur tout le palais de la bouche. Toutes ces différentes espèces de même difformité reçoivent le nom général de bec-de-lièvre.

Le traitement du bec-de-lièvre doit varier selon plusieurs circonstances qui ne peuvent être déterminéa que par un homme de l'art expérimenté. Si l'enfant peut teter, l'opération qui peut guérir cette division, sera différée jusqu'au quatrième ou cinquième mois, parce qu'alors les parties seront mieux adaptées pour retenir les épingles par lesquelles la cure doit s'accomplir; mais, quand l'enfant ne peut teter, on doit avoir recours, le plutôt possible, à l'opération.

On a observé plus haut que la langue est attachée au bas de la partie inférieure de la bouche, par un cordon membraneux, pour prévenir un trop grand degré de mouvement; quelquefois cependant le cordon l'attache si fort, que l'enfant ne peut teter, et, dans ce cas, on la nomme communément langue liée.

Des femmes, très-souvent, imaginent que leur enfant a ce défaut, quand il n'existe pas réellement; et il n'y en a peut-être pas un exemple sur plusieurs milliers d'enfans qui naissent.

On peut toujours facilement découvrir cette maladie, en mettant doucement le doigt dans la bouche de l'enfant; car, s'il est en état de le saisir, comme il saisiroit le mamelon pour teter, ou si le bout de la langue paroît dégagé, il n'est pas besoin de couper la membrane.

Cette opération de couper le filet, quoique très-simple, peut devenir fatale par l'inattention du chirurgien; car il peut se perdre du sang en assez grande quantité pour faire périr l'enfant.

Quand la langue n'est pas liée assez bas, le bout peut se tourner en arrière, et fermer le gosier; ce qui doit bientôt donner la mort à l'enfant. On peut découvrir cette ciconstance lorsqu'il paroît des symptômes de suffocation ou de convulsion, ou en introduisant le doigt dans la bouche. On ne peut prévenir les tristes conséquences de cette maladie, qu'en poussant la langue en arrière, ou en excitant le vomissement par le chatouillement du gosier.

Si l'enfant ne peut teter, quoique la langue paroisse dans un état naturel, on peut soupçonner qu'il y a foiblesse dans la mâchoire inférieure, que les glandes dans la partie inférieure de la bouche sont enflées, ou qu'il y a quelque défaut autour du mamelon de la nourrice.

Les passages naturels de l'enfant sont quelquefois bouchés ; ce qui empêche les excrétions ordinaires : on peut s'en assurer, en examinant les linges de l'enfant. Dans quelques cas, un glaire seul oppose un obstacle ; mais, dans d'autres, des substances membraneuses ferment les passages.

Dans tous les exemples où l'on observe quelque chose extraordinaire, un homme de l'art, habile, examinera soigneusement l'enfant, afin de ne pas différer trop long-temps d'apporter des moyens convenables de guérison. Dans quelques cas rares, il est malheureusement arrivé qu'on n'a pu donner de secours.

Des enfans naissent quelquefois avec des difformités dans les extrémités inférieures, et qu'on appelle pieds tortus. Elles deviennent souvent très-incommodes dans la suite de la vie, et sont toujours regardées, avec raison, comme de grands défauts : tous les parens sont donc intéressés à leur guérison.

L'état cartilagineux des os du pied rend la cure praticable dans beaucoup de cas, quand on emploie les moyens propres immédiatement après la naissance ; mais, si on ne découvre la difformité que lorsque l'enfant a quelques mois, elle est très-difficile et très-précaire. Les accoucheurs examineront donc soigneusement toutes les parties des enfans nouveaux nés, afin de ne pas rendre, par leur négligence, leur vie future insupportable.

La méthode par laquelle on peut guérir cette maladie est très-simple : elle consiste à remettre, par degrés, le pied dans la situation naturelle. On ne continuera pas seulement les moyens de le faire, jusqu'à ce que cela soit effectué ; mais on doit les tenir constamment appliqués pendant plusieurs semaines après, afin que cette difformité puisse entièrement disparoître.

SECTION IVe

Lésions occasionnées par l'accouchement.

QUAND l'enfant a été retenu long-temps dans le passage, il est exposé à quantité de maladies, selon la situation dans laquelle il étoit placé.

La plus commune, sont les tumeurs à la tête, ou l'altération de la forme de cet organe.

Les enfans nouveaux nés ont, en général, quelque degré d'enflure au sommet de la tête. Il disparoît cependant ordinairement dans peu de jours, et il n'exige pas d'autre traitement que les moyens ordinaires employés par les nourrices ; savoir, de frotter très-légèrement la tête d'une petite quantité de liqueur foible.

Mais, quand la tumeur continue pendant deux ou trois semaines, on appliquera dessus des linges trempés dans de l'eau de chaux, pour empêcher les assistans officieux de faire usage de remèdes plus dangereux.

Dans quelques occasions, ces tumeurs renferment un fluide qui doit être évacué ; autrement, les os de la tête pourroient être offensés : mais, dans ces cas, on doit en confier la cure à un homme de l'art.

Quoique la figure de la tête soit très-altérée, par suite de la pression long-temps continuée durant le passage de l'enfant, elle reprendra bientôt sa forme naturelle, sans aucun secours. La pratique de s'efforcer de donner à la tête une forme convenable, en la pressant avec les mains, est donc inutile, et ne doit jamais être permise, à cause des dangers qui peuvent en résulter.

Les empreintes sur la tête, semblables aux marques causées par un fouet, ont souvent lieu après un travail lent et difficile; mais elles ne demandent pas une attention particulière, parce qu'elles disparoissent bientôt.

Dans quelques cas, lorsque l'enfant vient dans une direction extraordinaire, la figure est très-affectée; car les yeux sont enflammés, le nez applati, les lèvres enflées, les traits du visage altérés, et la couleur livide. Ces apparences effrayantes disparoissent ordinairement en peu de jours, quand il n'y a point eu de violence, durant la délivrance, par des moyens hors de saison.

Des parties de l'enfant, autres que celles dont nous venons de parler, sont également exposées à l'enflure et à la décoloration, par les mêmes causes; mais, comme elles deviennent rarement incommodes, il suffit d'un peu de soin.

Les membres de l'enfant sont, dans quelques cas, fracturés ou disloqués par la précipitation ou la mal-adresse de l'accoucheur. Ces accidens sont rarement la suite inévitable de la situation de l'enfant; mais on doit les attribuer plus fréquemment aux soins mal-dirigés pour accomplir la délivrance.

Quelle qu'en soit la cause, on ne doit jamais cacher aux assistans ces fâcheuses occurrences, afin de prendre les moyens convenables pour y remédier. Plusieurs enfans ont été estropiés pour la vie, par un accoucheur qui, pour couvrir sa mal-adresse, faisoit croire au public qu'il n'avoit pu observer au passage le membre fracturé ou disloqué.

SECTION V°

Ulcérations et Excoriations.

LA méthode ordinaire de traiter le nombril, est si universellement connue, qu'elle ne demande pas une description particulière dans cet ouvrage. La portion du cordon qui est près de l'enfant, tombe en cinq ou six jours après l'accouchement, et laisse dans la partie une délicatesse qui, en général, est entièrement dissipée en deux ou trois semaines, par les moyens ordinaires employés par les nourrices.

Mais quelquefois, quelque précaution que l'on prenne, il reste autour de ces bords une dureté ou un degré d'ulcération, qui devient très-difficile à guérir.

Comme la négligence, dans ces cas, a souvent causé les conséquences les plus funestes, et comme, suivant les différentes circonstances, une grande variété de traitement est nécessaire, on consultera toujours un homme de l'art.

Par la structure délicate de la peau des enfans, les excoriations ont aisément lieu par-tout où une de ses parties est constamment en contact avec une autre, à moins qu'on n'apporte la plus soigneuse attention à tenir chaque partie sèche. Les oreilles, le cou, les aisselles et les aines, sont sur-tout exposés à être affectés de cette manière.

Quand on ne veut pas que les excoriations continuent long-temps, il faut rarement employer d'autre traitement que celui de les poudrer matin et soir avec de la tutie préparée ou de la calamine, ou des cendres communes réduites en poudre très-fine.

Mais quand un écoulement de matière a lieu, par suite d'excoriations négligées, on ne peut en obtenir la cure que par beaucoup de soin et d'attention : car, il est souvent très-difficile d'arrêter ces écoulemens.

Quelques chirurgiens ont, par une fausse supposition, objecté contre ces soins que l'écoulement étoit une issue favorable pour un système trop surchargé. Cette opinion, admirablement bien calculée en faveur de la négligence des nourrices, est très-contraire aux opérations de la nature.

Dans plusieurs cas, les remèdes suivans seront très-efficaces : on lave journellement les excoriations avec de l'eau-de-vie et de l'eau, de l'eau de chaux, une foible dissolution de sucre de saturne ou de vitriol blanc, et on les panse avec de l'onguent de sperme, ou du cérat de Turner, légèrement étendu sur du linge.

Tandis qu'on employera ces moyens, on tiendra le ventre libre, au moyen de quelques doux laxatifs, comme de la manne dissoute dans l'eau, etc.

SECTION VIe

Ruptures, ou Descentes.

LES ruptures dans les différentes parties, sur-tout au nombril, sont des maladies très-communes aux enfans : mais elles ne sont pas heureusement suivies d'un aussi grand danger que chez les adultes.

Dans ces cas, les bandages sont en général inadmissibles par la difficulté de les faire tenir, et par la délicatesse des parties sur lesquelles ils doivent nécessairement presser. Cependant, lorsque la maladie est confinée au nombril, un large morceau de flanelle, en forme de rouleau, en donnant un appui sûr et ferme, sera très-utile.

A mesure que l'enfant croît, ces maladies incommodes disparoissent. Rien n'y contribue davantage que l'usage continué du bain froid, comme on l'a déjà recommandé.

On doit toujours apporter une grande attention à l'état du ventre de ceux qui sont sujets aux ruptures, parce que la constipation aggrave toujours la maladie.

SECTION VIIe

Enflure des Seins.

LES enfans nouveaux nés, des deux sexes, sont exposés à une accumulation dans les seins d'un fluide semblable au lait, et qui produit souvent un gonflement douloureux et l'inflammation. Ils sont fréquemment soulagés par l'écoulement spontané du fluide.

Les sensations incommodes causées par le gonflement, continuent rarement au-delà de quelques jours, et on les diminue généralement en baignant soir et matin les parties avec du lait chaud et de l'eau, ou en les frottant très-légèrement avec de l'huile d'olive chaude.

Les cataplasmes émolliens sont rarement nécessaires; mais on les appliquera, quand le gonflement et l'inflammation seront considérables.

La pratique contre nature, mais commune, de presser fortement les seins délicats des enfans nouveaux nés avec la main dure de la nourrice, est la cause la plus générale des inflammations dans ces parties. La conséquence de cette pratique est souvent la suppuration et l'abcès : et de là, outre le danger de marques désagréables sur le sein des filles, elles ne peuvent jamais, étant mères, remplir les devoirs de nourrices. Les parens ne peuvent donc veiller avec trop de soin contre cette coutume contre nature et impropre.

CHAPITRE IIIe

Maladies qui arrivent le plus fréquemment dans les trois ou quatre premiers mois après la naissance.

Les maladies des enfans, que nous avons détaillées jusqu'à-présent, sont si distinctement marquées, que l'observateur le plus superficiel peut aisément les connoître : mais quelques-unes de celles renfermées dans ce chapitre et le suivant, ne peuvent être distinguées que par des symptômes qui échappent aisément à ceux qui les soignent.

On doit peut-être attribuer à cette circonstance la fausse opinion qu'on a, que la connoissance des maladies de l'enfance est purement conjecturale.

Quoique les enfans ne puissent faire connoître leurs maladies, comme les grandes personnes, par les mots, cependant un observateur attentif trouvera peut-être leurs signes naturels, plus expressifs à cet égard que ne le seroit le langage.

Des auteurs et des praticiens ont jusqu'ici attribué les causes des maladies des enfans à un acide dominant dans l'estomac, à une grande irritabilité du système, etc. Mais, quoiqu'on s'en soit reposé sur les vues des opérations de la nature (ce qui a long-temps arrêté les progrès de la médecine) on doit espérer que ces préjugés cesseront bientôt, et qu'on pourra connoître plus clairement aujourd'hui les effets que tout dérangement d'une partie du corps humain doit produire sur les autres.

Toutes les maladies renfermées dans ce chapitre, excepté la petite vérole, arrivent communément dans les trois ou quatre mois après la naissance. On expliquera entièrement, dans la section qui en traite, les raisons qui rendent, dans ce temps, l'inoculation souvent nécessaire.

SECTION PREMIÈRE.

Mal des Yeux.

PEU de jours ou peu de semaines après leur naissance, les enfans sont sujets au mal des yeux, qui non-seulement les rend chagrins et mal à leur aise, mais quelquefois aussi cause des défauts désagréables, si on le néglige, et même l'aveuglement presque total.

Cette maladie est souvent occasionnée par une exposition imprudente au grand feu ou à une grande lumière. Elle est aussi fréquemment causée par le froid; et, quand elle vient dans un période plus avancé de la vie, elle peut être produite par la dentition.

L'espèce moyenne de cette maladie paroît sous la forme d'une secrétion abondante par les paupières, qui semble les gommer ou coller ensemble, et qui, en durcissant, doit causer une incommodité considérable.

La cure de cette maladie consiste à éviter de s'exposer au grand feu, ou à une grande lumière et au froid, et bassiner, soir et matin, les yeux avec un peu de lait chaud et d'eau, deux ou trois fois le jour, avec une foible dissolution de sucre de saturne, mêlée d'une égale quantité d'eau de rose.

Mais quand les yeux et leurs appendices, sont si enflés

que l'enfant ne peut les ouvrir, si une violente inflammation a lieu, suivie d'un écoulement constant de matière, l'œil peut être entièrement détruit, si on n'a pas recours à propos à une assistance convenable.

Comme le traitement, dans ces cas, doit nécessairement varier suivant les circonstances, on ne peut le détailler dans cet ouvrage.

Quand les enfans sont affectés d'une foiblesse habituelle des yeux, le bain froid et une fréquente exposition en plein air, seront les meilleurs moyens de soulagement.

SECTION II.

Rougeur.

LES enfans sont très-sujets aux éruptions de la peau, qui prennent quantité de formes, et viennent de plusieurs causes différentes. La moins mal-faisante est la rougeur; elle paroît fréquemment peu après la naissance, et revient, par occasion, durant le période de la nutrition.

La rougeur vient, le plus communément, sous la forme de quantité de petits boutons rouges et distincts, qu'on peut sentir au-dessus de la peau; mais quelquefois ils sont de couleur jaune ou perlée. L'éruption est souvent générale sur tout le corps; d'autres fois elle paroît seulement sur la figure ou sur les extrémités; le plus souvent elle est ramassée en larges taches.

L'enfant ne paroît pas souffrir, de cette éruption, aucune indisposition ou dérangement dans ses fonctions ordinaires; circonstance qui la distingue assez de la rougeole.

On a imaginé que la cause de la rougeur venoit d'une acrimonie dans le système, que la nature chassoit ainsi : cependant les preuves qu'on apporte ordinairement en confirmation de cette opinion, ne paroissent pas être très-satisfaisantes. On pourroit peut-être en trouver la cause dans les erreurs qu'on commet à l'égard de l'habillement, de l'air, de l'exercice, etc.; car tout homme de l'art, attentif, peut observer que les enfans qui sont vêtus très-chaudement, et ceux qui ne sont pas souvent en plein air, et qui dorment dans des chambres étroites, sont plus sujets à cette éruption que les autres.

La commune pratique de traiter la rougeur comme une maladie de peu de conséquence, est donc certainement fondée sur des raisons fausses; car, quoiqu'elle soit une preuve de la bonne santé de l'enfant, elle n'est seulement qu'une preuve négative, parce qu'elle montre que la constitution de l'enfant a le pouvoir de résister aux effets d'un mauvais traitement.

Pour ces raisons, les médecins qui seront consultés dans les cas où les enfans sont très-sujets à la rougeur, s'enquéreront soigneusement de chaque circonstance relative à leur traitement, à l'habillement, à l'air, à l'exercice, à la situation durant la nuit, etc., aussi bien qu'à la nourriture, afin d'adopter les moyens propres à écarter les causes de cette maladie.

Quand la rougeur disparoît subitement, si l'enfant paroît beaucoup oppressé, le bain chaud sera nécessaire.

SECTION IIIe

Jaunisse.

LA jaunisse est une maladie qui demande beaucoup plus d'attention que la rougeur, parce qu'elle est souvent fatale.

L'extérieur des enfans affectés de cette maladie annonce en même temps la nature du mal. Ils sont jaunes sur toute la surface du corps, et on observe la même couleur dans les yeux.

Dans quelques cas, il n'y a d'autres symptômes que la teinte jaune, qui indique quelque chose d'extraordinaire; dans d'autres, le grand dérangement dans les fonctions naturelles de l'enfant, prouve incontestablement que tout le système est en désordre.

Les causes de la jaunisse sont diverses et nombreuses; circonstances qui dépendent, comme on peut aisément l'expliquer, de la structure particulière des enfans.

La bile, on l'a remarqué, vient du foie et de la vessie du fiel, par un simple conduit dans le canal intestinal, un peu au-dessous de l'estomac. Tout obstacle qui peut arrêter le passage de la bile, de cette manière, occasionnera une couleur jaune de la peau, appelée jaunisse. Dans les grandes personnes, le foie est très-bien défendu des injures extérieures; mais, dans les enfans, on l'a observé, il est plus gros en proportion, et n'est pas aussi bien protégé. Le canal intestinal, chez eux, est plus facilement dérangé que dans la suite: de là l'écoulement de la bile, dans les enfans, peut être interrompu par une pression extérieure sur le foie, par la tension de cette portion de l'intestin dans lequel passe la bile, ou par quelques-unes des causes qui occasionnent le même accident dans les grandes personnes. La retention du méconium, comme on l'a dit aussi, est une cause très-fréquente de cette maladie, mais ne peut pas être regardée comme une simple conséquence de l'état particulier du système qui cause la jaunisse.

Il n'y a pas de doute que cette maladie est souvent occasionnée par le lait de la nourrice; cela peut venir de ce qu'il n'est pas suffisamment laxatif, ou d'autres circonstances qu'on ne connoît pas bien encore.

Les symptômes de cette maladie varient autant que les causes; car quelquefois l'enfant est hors d'état de teter, dort toujours, et toutes ses fonctions paroissent être suspendues. Dans d'autres cas, il éprouve des douleurs de colique très-violentes, ou des convulsions effrayantes; quelques enfans ont une teinte jaune sur tout le corps, qui n'est suivie d'aucun inconvénient.

Le mode curatif de la jaunisse doit être réglé par les symptômes et les causes de la maladie; c'est pourquoi on ne peut le décrire en détail dans cet ouvrage.

Quand l'enfant paroît ne souffrir aucune indisposition, quoique sa peau soit entièrement jaune, si son ventre est libre, il est absurde de prescrire aucun remède.

Mais, s'il est incapable de teter, et qu'il ait une disposition constante à dormir, on employera alors les moyens les plus actifs; autrement, la maladie peut devenir bientôt fatale. Des vomitifs, consistant dans un grain ou deux d'épicacuana mêlé avec un peu de sucre et d'eau, et de fort laxatifs, comme une cuillerée à thé d'huile de castor, toutes les une ou deux heures, seront

seront alors nécessaires, et on pourra provoquer leurs effets par un bain chaud.

Si l'enfant est nourri par une femme dont le lait soit vieux, le changement de nourriture sera, dans plusieurs cas, le seul remède contre la maladie.

Quand de violentes coliques ou des convulsions accompagnent la jaunisse, on doit appeler immédiatement un médecin habile, parce qu'il faut un grand discernement pour déterminer les moyens qu'on doit employer dans ces occasions.

SECTION IVe

Aphtes.

Les aphtes sont une maladie si commune dans l'enfance, que plusieurs ont imaginé qu'elle étoit un effort salutaire de la nature, pour chasser du système quelque matière nuisible qui, sans cela, pourroit produire par la suite plusieurs maladies. Cependant cette opinion n'est qu'un préjugé vulgaire, qui n'est fondé ni sur la raison, ni sur l'expérience.

Comme les aphtes sont, dans quelques cas, très-doux, et dans d'autres très-mauvais, les symptômes et le danger qui accompagnent cette maladie varient dans les différentes occasions.

Cette maladie paroît sous la forme de petites taches blanches, sur les coins des lèvres, sur la langue, sur l'intérieur des joues, et sur la poitrine; elles ressemblent à des gouttes de lait coagulé. Ces taches commencent dans la bouche, et s'étendent graduellement sur les lèvres, le palais, etc.; et on a ajouté, avec une apparence de probabilité, que dans quelques cas elles continuoient par le gosier à travers l'estomac et sur toute l'étendue du canal intestinal.

Quand la maladie est favorable, les taches sont en petit nombre et confinées à la bouche ; l'enfant paroît en souffrir peu d'inconvéniens.

Mais dans les espèces plus malignes des aphtes, les taches sont si pressées et si nombreuses, qu'elles se touchent, et forment une croûte uniforme et tenace qui couvre toute la bouche, le palais et la poitrine, et qui rend les enfans incapables de teter. Dans ces cas, avant que les taches paroissent, l'enfant est généralement beaucoup abattu et disposé à dormir ; son pouls est presqu'imperceptible, ses extrémités sont froides, et il paroît sur le point de mourir. Quand les taches paroissent, le pouls s'élève par degrés, il succède une chaleur fébrile ; l'action des vaisseaux sanguins redouble, l'enfant éprouve une grande anxiété ; sa bouche devient si tendre, qu'il ne peut saisir le mamelon ou avaler le plus petit aliment ; ses efforts pour teter font souvent saigner sa bouche immodérément.

Dans les progrès de cette maladie, les taches changent considérablement d'apparence. Dans les cas favorables, elles deviennent jaunes par degrés, et les parties intermédiaires ont généralement une couleur rouge enflammée ; mais quand la maladie est d'une espèce maligne, les taches ont une couleur violette ou livide, qui se termine communément par une apparence gangreneuse ou par la mortification.

Quand les aphtes sont considérés comme une maladie, ils sont ordinairement précédés ou accompagnés d'affections de l'estomac et des viscères : comme de coliques et d'un violent relâchement.

La nature de cette maladie varie dans les différens cas. Quand l'enfant souffre peu d'incommodité, excepté celle qui vient du mal dans la bouche, on peut la regarder comme une maladie locale, excitée par quelque irritation aux parties délicates qui sont affectées par du potage très-chaud, etc.

Mais quand les maladies dans l'estomac et les viscères, ou des symptômes fébriles précèdent ou accompagnent les aphtes, on peut alors les regarder comme les effets d'un dérangement général du système, et on peut s'attendre que la terminaison de la malade sera plus ou moins favorable, selon le degré de force de l'enfant et la violence des symptômes.

Les causes éloignées des aphtes sont diverses : comme une nourriture contraire, le séjour dans un air impur, quelquefois une contagion spécifique, et exposition au froid ou à l'humidité.

Les moyens curatifs, dans les espèces moyennes de cette maladie, quoique simples et faciles, demandent quelque attention; car, comme les taches sont tout-à-fait superficielles, elles peuvent aisément être dissipées par l'application de quelque remède astringent; mais si on les fait disparoître trop tôt, il s'en élevera de nouvelles en plus grande quantité, plus opiniâtres dans la durée, et d'une situation plus profonde; et si on répète le même traitement contraire, il en reparoîtra encore d'autres qui seront plus violentes, à proportion de la fréquence de la répétition.

On ne doit donc point employer de lotion, ni de poudre astringente, que les taches, de blanches qu'elles étoient, ne soient devenues jaunes; alors on peut donner, avec sureté, le remède commun de borax, mêlé avec du sucre et du miel,

La pratique ordinaire de laver les taches avec un petit linge, produit toujours de mauvaises conséquences.

Dans cette espèce de maladie on peut faire usage d'une dissolution de gelée de groseille dans de l'eau, ou du sirop de roses avec de l'esprit de vitriol. L'usage indiscret de gelée et de craie, que plusieurs prescrivent, est souvent suivi de mauvais effets.

Dans le traitement des espèces malignes des aphtes, le grand objet qu'on aura en vue sera de soutenir ou de rétablir la force, ou de guérir les maladies de l'estomac ou des viscères, par le moyen de lavemens, toutes les trois ou quatre heures.

Dans cette vue, on nourrira l'enfant avec du bouillon coupé, ou d'eau dans laquelle on fera bouillir un peu de pain, ou de la panade délayée, dans laquelle on ajoutera un peu de vin, ou des yeux de crabes préparés. Dans les espèces plus malignes de cette maladie, on donnera souvent, de la même manière, du quinquina en décoction, ou mêlé avec une dissolution de gomme.

Les vésicatoires appliqués successivement au dos et aux cuisses, seront utiles dans quelques cas.

Il sera quelquefois nécessaire, pour corriger les désordres de l'estomac et des intestins, de donner de doux vomitifs; et quand les selles sont vertes, et ont une odeur aigre, on doit prescrire la magnésie et les yeux d'écrevisses, préparés suivant les formules recommandées dans l'Appendix.

Quand les selles sont déliées et ont l'apparence d'une eau bourbeuse, ou quand elles sont fétides, on donnera de temps en temps des doses de laudanum, proportionnées à l'usage des enfans.

L'état particulier du système, dans ces cas, rend souvent les fluides irritans dans tous les passages : ce qui tend à aggraver beaucoup la maladie. On emploiera, pour y remédier, quelques moyens : comme de mettre de temps en temps dans la bouche une cuillerée à café de léger mucilage de gomme arabique, ou d'une liqueur préparée avec un blanc d'œuf battu, et un peu d'eau et de sucre, auquel on peut ajouter une seule goutte d'huile d'anis.

Dans ces cas, on n'appliquera rien sur les taches qu'elles ne deviennent jaunes, et que les forces de l'enfant ne soient rétablies.

Quand on a des raisons de croire que le lait de la nourrice est la cause des aphtes, on doit la changer aussi-tôt.

Les seins de la nourrice seront souvent offensés par le mal de la bouche de l'enfant, s'ils ne sont pas défendus par un petit mucilage, avant qu'il soit présenté au sein, et lavés avec de l'eau-de-vie foible, ou des liqueurs et de l'eau, immédiatement après qu'il en est retiré.

SECTION V^e

Maladies d'entrailles.

LES enfans, par la structure délicate des organes digestifs, sont très-sujets à des maladies d'entrailles qui prennent souvent les apparences les plus alarmantes.

La nature a très-heureusement rendu l'estomac des enfans si irritable, que quand il est trop plein ou trop surchargé de substances indigestes, le vomissement suit ordinairement ; mais comme le vomissement habituel altère graduellement la vigueur de l'estomac, on emploiera toutes les précautions possibles pour prévenir les causes de cette maladie.

C'est pour ces raisons qu'on a déjà conseillé de ne pas permettre aux enfans de teter trop à la fois, et de ne jamais donner, dans les premiers mois, une grande quantité de potage. L'intention, en donnant du potage dans ce temps, n'est pas d'appaiser la faim, mais d'accoutumer l'enfant à un changement graduel de nourriture. On ne doit donc en donner qu'une petite portion, jusques vers le temps du sevrage; et quoiqu'il soit nécessaire d'en donner quand l'enfant est affamé, afin de l'engager à en prendre, son appétit ne doit jamais en être complétement rassasié.

Quand l'enfant, beaucoup oppressé, est hors d'état de teter, a les yeux pesans et une haleine forte, il y a raison de croire que son estomac est dérangé; et s'il ne vomit pas naturellement, on donnera un simple émétique, et même dans quelques cas, quoiqu'il vomisse de lui-même, une petite dose d'épicacuana sera bienfaisante.

Quand l'estomac est vidé de cette manière, on évacuera les intestins avec quelques doses de magnésie et de rhubarbe, ou quelqu'autre doux laxatif.

Les enfans sont exposés à des coliques qui occasionnent souvent les symptômes les plus menaçans; car, dans quelques cas, l'enfant crie soudainement et continuellement, ou par tressaillement, perd entièrement sa couleur, a une respiration oppressée, les extrémités froides et quantité d'autres maladies alarmantes. Si, dans ces cas, l'enfant tire ses petits membres sur son ventre, ou tord son corps, si son ventre est enflé et est en partie relâché, on découvrira aisément que la cause de ses souffrances vient de la colique.

La délicatesse des viscères des enfans les rend susceptibles d'être affectés par les causes les plus légères en apparence : ce qui excite des coliques. L'exposition au froid, l'inattention dans le changement des habits, quand ils sont mouillés, la trop grande quantité de potage, de trop forte doses de magnésie, un amas de glaires acides dans l'estomac et les intestins, et quelques vices dans le lait, peuvent très-souvent causer cette maladie.

La cure de la colique ne s'opère pas par des moyens aussi simples que plusieurs l'ont imaginé ; car non-seulement on doit écarter la cause excitante de la maladie, mais aussi les effets qui se communiquent à tout le système par le dérangement des organes digestifs.

Quand cette maladie vient de l'exposition au froid, ou de l'application long-temps continuée des vêtemens mouillés, par la négligence des nourrices, on mettra l'enfant dans l'eau chaude jusqu'au-dessus des aisselles, et on l'y tiendra pendant dix minutes ou un quart-d'heure. Alors on l'essuiera bien, jusqu'à ce qu'il soit entièrement sec ; on l'enveloppera dans de la flanelle chaude sans intervention de linge, et on le mettra au lit. Par ce traitement, si la maladie n'est pas compliquée avec celle de l'estomac ou des viscères, l'enfant s'endormira bientôt, et s'éveillera en parfaite santé.

L'impatience des nourrices les porte à recourir au potage toutes les fois que l'enfant est chagrin, au lieu d'employer d'autres moyens qui leur donneroient, à la vérité, plus de peine. Il suit de cela que l'estomac, incapable de digérer, se remplit d'air et d'alimens aigres. Il est donc douloureusement tendu, et les intestins sont irrités par l'acide qui descend de l'estomac.

Dans ces cas, la cure doit consister dans des vomitifs et de doux laxatifs ; et après que l'estomac et les intestins sont vides, le bain chaud qu'on vient de décrire contribuera grandement à rendre au système général sa première régularité.

Plusieurs enfans ont leur estomac et les intestins souvent douloureusement tendus par l'air, lorsqu'ils ne prennent autre chose que le lait de la mère. On a eu longtemps la coutume de donner des liqueurs et de l'eau, ou des remèdes carminatifs, dans ce cas ; mais quoique les derniers, comme un peu de sucre d'anis, etc., puissent être nécessaires dans quelques occasions, cependant les premiers ne doivent être employés qu'avec une grande répugnance ; car avec un exercice convenable, la digestion se fera beaucoup mieux que par aucun moyen artificiel, et les ventosités n'auront jamais lieu lorsque cette importante fonction sera parfaitement remplie.

Plusieurs femmes, dans de bonnes intentions, mais avec des moyens très-contraires, tourmentent leurs enfans et leur donnent souvent de la magnésie, parce qu'elles s'imaginent follement que ce remède ayant peu de goût, il ne peut faire de mal ; mais l'action de la magnésie dépend du changement que cette substance éprouve dans l'estomac ou les intestins, qui lui donne la même propriété que celle des sels laxatifs ; et, par-conséquent, si une trop forte dose de ceux-ci occasionne des coliques dans les grandes personnes, la magnésie doit, quand elle est donnée en trop grande quantité, produire les mêmes effets sur les enfans.

Si on découvre que la colique vient de cette cause, une cuillerée à café de bouillon coupé donnée de temps en temps, et une petite dose de laudanum, par la bouche ou en lavement, diminueront en général la douleur.

La surface interne de l'estomac et celle du canal alimentaire sont constamment lubrifiées par des fluides visqueux qui les défendent des injures, et accomplissent la digestion des alimens.

Toute substance irritante, appliquée aux parties délicates, qui fournissent ces fluides, en augmente la quantité : ce qui interrompt la digestion, parce que l'amas de glaires empêche la préparation parfaite des alimens, en excitant continuellement l'action des organes dans lesquels ce procédé s'exécute.

Rien ne contribue davantage à augmenter la quantité des fluides visqueux que la pernicieuse coutume de mettre du sucre dans les mets des enfans. Un peu de cette substance est bonne et nécessaire ; mais les mets ne doivent jamais être ce qu'on appelle doux ; car le goût du sucre est rarement aperçu.

Lorsque la matière visqueuse est accumulée dans l'estomac ou les intestins, elle devient bientôt acide, et conséquemment les selles ont une couleur verte et une odeur aigre.

On opérera la cure de la colique, qui vient de cette cause, en donnant des remèdes absorbans, après que l'estomac aura été évacué par un vomitif. On peut, dans cette vue, employer par occasion la magnésie, les yeux d'écrevisses, etc., séparément ou ensemble.

Quand la colique est accompagnée de fièvre violente et constipation, le succès sera souvent précaire. On doit avoir recours au bain chaud, aux lavemens émolliens, à de doux laxatifs, par la bouche, quelquefois aux sangsues et à quantité d'autres moyens; mais comme ces cas doivent toujours être confiés aux soins d'un médecin habile, il est inutile de détailler dans cet ouvage les circonstances particulières qui exigent l'usage de chacun de ces remèdes.

Le lait de la nourrice cause quelquefois des tranchées. L'opinion commune que les passions de l'ame affectent l'état du lait, paroît bien fondée. La cure ordinaire de cette espèce de colique est d'empêcher l'enfant de teter, quand l'ame de la nourrice est agitée, ou qu'il y a des tranchées, et de le mettre dans le bain chaud.

Le relâchement des intestins, dans les enfans, arrive fréquemment, indépendamment de la colique, et quelquefois vient des mêmes causes.

Quand la santé de l'enfant n'est point altérée par cette circonstance, et que les selles ont une apparence naturelle, on ne doit pas la regarder comme une maladie, et elle est souvent une évacuation salutaire et critique.

Mais quand l'enfant devient maigre, quand sa chair est molle, sa couleur pâle et sa vigueur alterée, le relâchement, quelle que puisse être l'apparence des selles, doit être modéré, mais non subitement arrêté.

Pour cet effet, dans plusieurs cas, on donnera d'abord un vomitif, et ensuite des absorbans, tandis que, dans le même temps, on adoptera les moyens propres à prévenir le retour de la même cause qui a servi d'origine à la maladie.

Quand les selles sont très-aqueuses, de couleur noirâtre, et d'une odeur fétide, les meilleurs palliatifs seront des lavemens de léger empois, ou de gruau de riz avec du laudanum. Mais, dans ces cas, la maladie continue fréquemment jusqu'à ce que l'enfant soit épuisé, à moins qu'on n'apporte une attention convenable à sa nourriture.

Plusieurs enfans délicats ont été préservés de la mort qui les menaçoit, par l'usage du bouillon de veau ou de bœuf, pris deux fois par jour, sans pain. L'air de la campagne et le bain froid sont dans ces occasions extrêmement bienfaisans.

Les remèdes astringens ne doivent jamais être prescrits aux enfans sans la plus grande précaution, parce que leur usage est souvent suivi d'effets funestes.

Par ce tableau des maladies de l'estomac et des intestins, auxquelles les enfans sont sujets, il paroît évidemment qu'il faut un grand discernement pour distinguer la source de la maladie, et déterminer la méthode de la cure; il est donc du devoir des parens d'apporter la plus grande attention à ces maladies, et de ne jamais attendre, pour consulter un habile médecin, que le système général soit tellement dérangé, que son secours devienne inefficace.

SECTION VIe

Convulsions.

Les nerfs dans les enfans, comme on l'a observé, sont à proportion plus gros et plus aisément affectés que chez les grandes personnes : de là vient que les enfans sont plus sujets aux convulsions, parce que ces maladies dépendent d'un état d'excitement du système nerveux, qui ne peut produire chez les adultes ce qu'il occasionne chez les enfans.

Les convulsions, en tout temps alarmantes et dangereuses, viennent de plusieurs causes, et demandent une grande variété de traitement; c'est pourquoi on doit toujours, dans ces cas, se procurer un secours convenable.

Mais, quoiqu'il soit incompatible avec le but de cet ouvrage d'expliquer en détail les principes d'après lesquels on doit diriger la cure des convulsions, il peut cependant être d'une grande importance de faire connoître la nature de la maladie, afin d'éviter plusieurs des causes qui la produisent. Comme la terminaison est souvent très-prompte, il devient également utile de décrire les moyens qu'on peut employer avec avantage, avant qu'on puisse avoir un médecin. C'est dans cette vue, qu'on offre les observations suivantes.

Dans quelques cas, les convulsions viennent tout-à-coup; dans d'autres, l'attaque est graduelle, et les premiers symptômes ne sont pas aisés à distinguer par les assistans. Dans le premier cas, l'enfant étant dans une santé parfaite, devient, dans un instant, livide; ses yeux et ses traits sont en contorsion, et ses membres et tout son corps, dans une violente agitation. Ces symptômes sont suivis d'une suspension des facultés vitales, comme d'un évanouissement qui peut rétablir l'enfant, ou devenir fatal. Dans le dernier cas, l'enfant montre quelques degrés de mal-aise : il change subitement de couleur; ses lèvres tremblent, ses yeux se tournent en haut; il s'étend lui-même inopinément, et ses mains se ferment.

Quelquefois l'enfant a une succession rapide et continue d'accès violens ou légers, et d'autrefois ils reviennent à des intervalles éloignés.

Les convulsions, dans les enfans, sont produites par tout ce qui peut affecter le système nerveux, en général, ou produire une violente irritation sur quelques nerfs particuliers.

La répercussion subite d'une éruption, ou la suppression d'une évacuation habituelle; le séjour dans un air impur, la pression sur le cerveau, et l'état particulier du corps ordinaire à quelque maladie éruptive, comme la petite vérole, la rougeole, agissent de la première manière; et les substances irritantes appliquées à l'estomac ou aux intestins, telles que des alimens contraires, des médecines, des vers, etc. la dentition, et les affections de quelque partie sensible, opèrent de la seconde manière.

On ne peut trop fortement recommander la nécessité de la plus grande circonspection dans le traitement des enfans; car, dans plusieurs occasions, la plus petite négligence produit des convulsions effrayantes. Les enfans sont souvent saisis de cette maladie, pour avoir bu une petite quantité de liqueur ou d'eau, ou pour avoir avalé quelque substance contraire; et, dans plusieurs cas, la cause peut venir d'une piqûre d'épingle.

Dans tous les cas de convulsions, le danger est en proportion de la violence des accès, et dépend aussi de la cause qui la fait naître. Quand elles précèdent des maladies éruptives, elles quittent généralement lorsque l'éruption paroît; et, quand elles ont lieu en conséquence d'une éruption répercutée, ou d'une évacuation supprimée, on prévient leur retour en faisant reparoître l'éruption, ou en substituant un écoulement artificiel.

Mais, quand les accès sont violens et fréquens, et qu'ils viennent d'une pression sur le cerveau, ou de quelque cause qui tend à irriter tout le système, ils se terminent, en général, d'une manière fatale. Un simple accès est souvent suivi du même événement, quelle que soit la cause de la maladie ; et, quand une attaque a été long-temps continuée ou suivie de symptômes alarmans, on doit beaucoup craindre de son retour.

Comme la cure des convulsions doit nécessairement être très-différente dans les différens cas, il est impossible de décrire aucun moyen qui puisse réussir dans toutes les occasions.

Quand un enfant est saisi d'un violent accès, sans aucune maladie préalable, on doit l'exposer, sans crainte, en plein air, et il sera communément rétabli par ce moyen.

Après cela, si le pouls est fort et vîte, on lui appliquera, avec succès, les sangsues aux pieds; mais, s'il paroît indisposé et oppressé; s'il a la poitrine embarrassée, ou qu'il donne quelques signes d'un estomac dérangé, on lui fera prendre immédiatement un vomitif, et on lui tiendra le ventre libre, au moyen d'un lavement émollient.

Dans les cas où il n'y a point de symptômes d'action redoublée des vaisseaux sanguins, ni d'aucun dérangement de l'estomac, ni des viscères, on recherchera la cause de l'accès; autrement, on ne pourroit adopter de moyens probables de soulagement. Pour cela, on tiendra l'enfant entièrement nu, et on le placera dans un bain chaud : on examinera, avec soin, chaque partie de son corps, pour voir s'il n'y a pas quelque lésion.

On aura la précaution de dépouiller l'enfant, toutes les fois que la cause de la convulsion ne sera pas très-connue, parce que l'accès peut venir non-seulement d'une chute que la nourrice s'efforce de cacher, mais même, comme on l'a déjà remarqué, de la piqûre d'une épingle.

Lorsque, par une indisposition précédente de l'enfant, il y a raison de croire que les convulsions précèdent quelque maladie éruptive, on le mettra immédiatement dans un bain chaud, après l'avoir exposé, une ou deux minutes, en plein air; alors on lui donnera, de temps en temps, à petites doses, quelque doux cordial. Par ces moyens, l'éruption sortira ordinairement bientôt, et l'enfant sera soulagé de l'accès; mais, dans quelques cas, on appliquera un vésicatoire au dos ou aux jambes, avant de pouvoir effectuer cette favorable issue.

Le traitement, quand les convulsions dépendent de la dentition, est décrit dans la section qui en traite.

Quand un enfant semble subitement privé de la vie, par un ou deux accès, s'il paroissoit auparavant en bonne santé, on ne doit pas le regarder comme irrévocablement perdu; mais on employera soigneusement, aussi long-temps que sa couleur n'est pas entièrement changée, les moyens ordinaires pour rappeler la vie suspendue; et, dans tous les cas d'une mort subite apparente, venant de cette cause, on doit les continuer pendant quelque temps, avec persévérance.

SECTION VIIe

Petite Vérole par inoculation.

L'INTRODUCTION de l'inoculation dans la Grande-Bretagne, et dans les autres parties du Nord de l'Europe, peut être considérée comme une époque importante dans l'histoire de l'amélioration de la médecine, et les progrès successifs de la pratique doivent être regardés comme la preuve la plus convaincante des avantages qu'on en retire.

On sait assez que la petite vérole étoit une maladie de la nature la plus alarmante, avant que l'inoculation fût découverte ; car plus des deux tiers de ceux qui en étoient affligés en devenoient les victimes. Il est, en effet, certain qu'il en mouroit peut-être un sur quatre ou cinq ; les autres étoient ou considérablement défigurés ou aveugles, ou sujets à des maladies qui devenoient la cause d'une fin languissante.

L'inoculation, au contraire, a prévenu tous les accidens ; car il n'en meurt pas plus d'un sur cent, et très-peu sont marqués le plus légèrement.

On a fait, contre cette pratique, plusieurs objections plausibles, dont deux seulement méritent une sérieuse réfutation. La première est que, depuis l'introduction de l'inoculation, le nombre des morts n'ayant pas diminué, la petite vérole, occasionnée par les moyens artificiels, ne fait pas sortir du corps la matière nuisible qui y est supposée, quand elle a lieu naturellement.

Cet argument, fondé sur une fausse information, et soutenu par un raisonnement idéal qui ne peut être aisément détruit par une preuve directe, a malheureusement paru trop convaincant à plusieurs personnes. La manière irrégulière avec laquelle les registres de la mortalité annuelle ont été tenus jusqu'ici dans la Grande-Bretagne, en même temps qu'elle a donné lieu à cette objection, en a toujours empêché la réfutation complète et sans replique.

Mais tout médecin expérimenté, qui a attentivement observé les cas qu'il a eu lieu de traiter, peut être en état de nier que la mortalité des enfans, dans tous les rangs de la vie, a considérablement diminué dans ces trente dernières années, et il est facile à toute personne au-dessus de cinquante ans, de s'apercevoir que la beauté de la race humaine s'est beaucoup améliorée dans le même période.

La nature n'a pas surement donné en vain à l'homme ce bel assemblage des traits de la figure, qui, à moins qu'ils ne soient détruits par la maladie, servent si admirablement à exprimer les passions. Il est donc de la politique d'encourager tous les moyens qui peuvent améliorer la beauté, sans altérer la santé; de là il est même arrivé que l'inoculation faite d'abord, non pour diminuer le nombre des morts, a été recommandée ensuite dans cette vue même.

La seconde objection, fondée sur les sentimens de chaque parent, a privé beaucoup de personnes des avantages de l'inoculation. Un enfant, a-t-on dit, peut n'être jamais infecté de la petite vérole naturelle; si donc on lui infuse artificiellement cette maladie, et que l'issue devienne malheureuse, les parens auront grande raison de se faire des reproches.

Mais, comme un très-petit nombre de ceux qui prennent quelque part à la scène active de la vie, peut éviter d'être exposé à la contagion de cette maladie, il est certainement du devoir de ceux à qui le soin des enfans est confié, d'adopter les moyens que la providence a mis en leur pouvoir, pour les défendre des dangers qui suivent la petite vérole. Les réflexions des parens qui ne font pas inoculer leurs enfans, comparées à celles des parens qui le font, dans la supposition d'une issue malheureuse dans les deux cas, seront d'une nature très-opposée.

Les premiers, ayant négligé de procurer à leurs enfans un événement propre, ou à leur conserver la vie, ou à prévenir les défauts qui peuvent les rendre misérables durant toute leur existence, ou devenir la source de beaucoup de maladies pour l'avenir, éprouveront inévitablement les plus désagréables sensations, tandis que les autres, ayant rempli leur devoir en prenant les moyens les plus efficaces pour procurer la santé et du soulagement à leurs enfans, jouiront de cette satisfaction qui suit toujours une conduite droite et équitable, et seront conséquemment consolés de leur perte.

Cependant l'inoculation est aujourd'hui si universellement adoptée, que ces observations peuvent, peut-être, paroître inutiles.

Le période de la vie où cette opération doit être faite, n'est pas encore déterminé par les auteurs et les médecins. Lorsque toutes les circonstances sont favorables, le temps qu'on doit choisir pour inoculer les enfans des grandes villes, semble être entre le troisième ou quatrième mois après la naissance. Ils ont alors acquis assez de force pour soutenir la maladie, et ils ne sont pas encore affectés de celles qui accompagnent la dentition. En différant au dernier période, ils doivent être continuellement exposés à être infectés de la petite vérole naturelle, si on les mène toujours dans les rues ou promenades publiques. Lorsque la maladie domine dans le voisinage, ou qu'elle arrive accidentellement dans la famille, l'inoculation est indispensable, quoique l'enfant ne soit pas dans un état propre à l'opération.

Mais, quand un enfant ne peut, avec sureté, être

inoculé à ce période, on doit embrasser la première occasion favorable, quand même il seroit nécessaire de prolonger le terme du nourrissage de quelques semaines; car la petite vérole seroit dangereuse, immédiatement après le sevrage.

Comme il s'écoule ordinairement un intervalle considérable entre l'apparition des quatre premières dents et celle des suivantes, plusieurs enfans peuvent être inoculés, aussi-tôt qu'ils sont rétablis des effets de cette première apparition.

Si cette importante opération est inévitablement différée jusqu'à ce que l'enfant soit sevré, il faudra attendre, avant de la commencer, qu'il soit complétement remis.

Un avantage très-important de l'inoculation, c'est qu'il est au pouvoir de celui qui opère de communiquer la maladie, quand le corps de l'enfant est dans un état tel qu'il est capable de résister à ses effets; si donc un enfant est inoculé quand il est trop foible, ou quand il est affecté de quelqu'indisposition, le but de l'opération sera essentiellement manqué.

Le grand succès qui a généralement accompagné l'inoculation, a rendu, depuis peu d'années, ceux qui la pratiquoient, moins attentifs à la santé des enfans sur lesquels ils opéroient, que leur devoir ou leur intérêt le demandoit. On peut, en général, attribuer à cette circonstance la mort de quelques enfans dans cette opération, et le grand danger des autres, qui arrive de temps en temps.

On apportera donc la plus grande attention à l'état de l'enfant, avant de déterminer l'inoculation. Ce n'est pas assez qu'il paroisse en santé et en bon état, il faut s'en assurer par la preuve la plus convaincante.

On ne doit pas inoculer un enfant qui a la chair molle, ou qui a eu une maladie de viscères long-temps continuée, qui a quelqu'éruption à la peau, ou qui ne paroît pas avoir autant de force qu'en ont, en général, les enfans de son âge. Lorsqu'une toux ou des symptômes de fièvre se manifestent, ou lorsque les dents sont prêtes à percer, un médecin prudent ne conseillera pas l'opération : on observera la même précaution, lorsque l'enfant aura été exposé à la contagion de la petite vérole ou de la rougeole.

La méthode d'inoculer est beaucoup plus simple qu'autrefois; elle consiste simplement à insinuer la pointe d'une lancette ou d'une aiguille, préalablement mouillée dans la matière de la petite vérole, entre l'épiderme et la vraie peau, en un ou deux endroits au bras gauche, et à l'y retenir pendant deux ou trois secondes, afin que la matière se détache de l'instrument, et reste dans l'endroit.

On commet journellement plusieurs erreurs dans cette opération facile en apparence. Le choix de la matière, quoiqu'un objet très-essentiel dans ces occasions, est souvent mal fait. Le préjugé vulgaire que les maladies héréditaires peuvent se communiquer par l'inoculation, est certainement mal-fondé ; et c'est pourquoi on doit se servir, dans quelque cas, de la matière de la petite vérole, à moins que le médecin ne veuille éviter le plus petit risque de blâme de la part des parens. Mais quelquefois la petite vérole volante paroît si semblable à la petite vérole naturelle par son apparence et ses progrès, que plusieurs enfans ayant été inoculés avec la matière de la première, ont eu une maladie qu'on supposoit être celle qu'on avoit intention de produire, et ont ensuite été infectés de la petite vérole naturelle. Tous les médecins doivent donc être prudens dans le choix de la matière qu'ils emploient pour l'inoculation.

Quoique la matière récente réussisse toujours plus certainement que celle qui est gardée quelque temps, le médecin évitera d'inoculer un enfant immédiatement après qu'il a pris la matière d'un enfant actuellement infecté ; autrement il pourroit communiquer la contagion par la manière naturelle. Mais quand, par des circonstances particulières, cette précaution ne peut être adoptée, on mettra l'enfant à inoculer à une fenêtre, afin qu'un courant d'air puisse passer entre lui et l'opérateur.

Quand la matière a séché sur la lancette ou l'aiguille, on a coutume de la mouiller par les vapeurs de l'eau chaude, en observant de ne pas trop l'amollir ; car elle ne pourroit pas être portée de la pointe de l'instrument dans la peau.

On fait, en général, deux piqûres, afin que l'opération ne puisse pas manquer ; mais on les fera à la distance d'un pouce et demi ou deux pouces, afin que si elles s'enflamment toutes deux, elles puissent ne pas devenir un seul et même mal.

Dans les enfans, une goutte ou deux de sang, suivront inévitablement la piqûre : quelquefois elles emportent la matière. On peut prévenir cet accident, en essuyant légèrement le sang, et appliquant alors sur la blessure un peu de la matière ratissée de la lancette. On mettra sur une des plaies un petit morceau de taffetas d'Angleterre, pour tenir la matière et empêcher que le frottement des vêtemens ne l'enlève : on peut l'ôter après vingt ou trente heures, au moyen d'eau chaude.

Les médecines que plusieurs opérateurs donnent aux enfans, dans l'intention de les préparer à la petite vérole, sont, en général, inutiles, et souvent dangereuses. On peut se contenter, pour cela, de leur faire prendre deux ou trois doses de quelque laxatif très-doux, à la distance de trois jours l'une de l'autre. Un petit changement dans la nourriture de la nourrice, sera toujours nécessaire, sur-tout si c'est la mère qui en remplit les fonctions; mais, comme les nourrices mercenaires se livrent ordinairement à une nourriture trop abondante, on leur enjoindra une réserve convenable, et on devra prescrire une dose ou deux de sel laxatif, avant l'éruption.

Les piqûres faites par l'opération commencent ordinairement à s'enflammer au troisième ou quatrième jour, et à prendre une forme régulière; ce qui marque que l'inoculation a réussi : car, si elle manque, quoique la plaie puisse s'enflammer, on ne peut cependant la sentir dure et proéminente, et elle n'a point de forme régulière.

Au huitième, neuvième ou dixième jour, l'enfant est indisposé. Il devient mal à son aise, excessivement chagrin et fiévreux; quelquefois il tressaille beaucoup, et, dans d'autres cas, il est saisi de convulsions : mais ces symptômes, si on les traite convenablement, ne sont jamais dangereux, et continuent seulement pendant un temps court.

L'éruption paroît après la troisième, quatrième ou cinquième heure, et continue à sortir ordinairement pendant trois jours. Les grains sont, en général, tout-à-fait distincts, en petit nombre, et confinés, sur-tout, aux extrémités ou aux parties les plus chaudes.

Quand l'éruption est complétement sortie, toutes les sensations incommodes diminuent jusqu'environ le sixième ou septième jour; alors les pustules, qui ont continué à croître en grosseur depuis leur première apparition, deviennent rouges à leurs bases conséquemment douloureuses, et se remplissent graduellement de matières. L'enfant est, de nouveau, dans plusieurs cas, chagrin et mal à son aise pendant trente-six ou quarante-huit heures; alors les pustules mûrissent, et il est soulagé. Les grains changent leur couleur; d'abord, sur les parties exposées à l'air, la matière se sèche, ou comme on dit, les pustules noircissent, et elles s'écaillent par degrés.

S'il n'y a pas eu d'éruption abondante, la figure s'enfle, et l'enfant est aveugle durant deux ou trois jours.

L'enfant est ordinairement rétabli complétement entre la troisième ou quatrième semaine après l'inoculation.

Tel est le progrès ordinaire de la petite vérole par inoculation: mais, dans plusieurs cas, il y a quantité de symptômes différens.

Dans quelques occasions, le bras ne s'enflamme qu'au dixième ou douzième jour. L'éruption ne paroît qu'au quatorzième, seizième ou vingtième jour; et, dans ces cas, il y a souvent une seconde éruption au cinquième ou sixième.

Quand l'inoculation a été faite sur un enfant foible, l'éruption ne se fait pas librement, ou, si elle sort, les pustules continuent d'être plates, et deviennent livides ; et quelquefois elles sont en si grande quantité, qu'elles se touchent l'une l'autre, et couvrent toute la surface du corps de l'enfant.

On connoît assez le traitement de la petite vérole favorable. Quand l'indisposition, etc., se manifeste, on tient l'enfant très-fraîchement, et on apporte beaucoup d'attention à l'état du ventre. S'il est menacé d'accès, on l'expose à l'air froid, jusqu'à ce qu'il soit rétabli, et alors on le met dans le bain chaud, pour provoquer l'éruption. Après que les pustules ont paru, si l'enfant n'est pas long-temps mal à son aise, on le tient beaucoup en plein air, et on se met en garde contre la constipation.

Quand elles commencent à suppurer, on modère la douleur par de petites doses de laudanum, et, quand elles s'écaillent, on prescrit quelques doses de doux laxatifs. Si la blessure au bras est très-douloureuse et très-enflammée, on la couvre ordinairement de poudre d'amidon, et, dans quelques cas très-rares, on applique des cataplasmes émolliens.

Quand la maladie est violente, et que les symptômes indiquent du danger, il sera nécessaire de varier le traitement; mais il doit être réglé par un habile médecin. On ne doit pas recommander indistinctement le régime froid; car, dans quelques occasions, une chaleur modérée et de foibles cordiaux, sont d'une aussi grande importance, que l'exposition au froid et la prohibition de tout ce qui est échauffant sont, en général, utiles.

CHAPITRE IV.

Maladies qui arrivent entre les trois ou quatre premières semaines après la naissance et le période du sevrage.

Ce chapitre ne renferme pas toutes les maladies auxquelles les enfans sont sujets dans le période indiqué, mais seulement les plus communes.

Comme le devoir des médecins consiste beaucoup plus à prévenir qu'à guérir les maladies, on donnera, dans la dernière section de ce chapitre, quelques règles touchant la méthode de sevrer les enfans, et l'âge auquel cet important changement doit s'opérer.

SECTION PREMIÈRE.

Pustules laiteuses.

Les nourrices nomment pustules laiteuses une éruption blanche ou brune et galeuse, affectant principalement le front, ou quelque partie de la tête ou de la face, paroissant, dans plusieurs cas, sous différentes pustules distinctes, dans d'autres, s'étendant considérablement en une croûte continuée.

Cette gale est toujours superficielle, et conséquemment ne laisse jamais de cicatrices, à moins d'un mauvais traitement. Elle n'est point accompagnée de fièvre, ni sujette au dérangement du système, quoiqu'elle continue souvent pendant des semaines ou des mois entiers.

Les éruptions de cette espèce arrivent généralement aux seuls enfans gros, et paroissent venir d'un lait trop gras. La cure dépend donc communément de l'abstinence de la nourrice des alimens animaux, et de toute liqueur fermentée.

L'inquiétude que les parens et les nourrices témoignent, souvent pour écarter ces vilaines apparences, a engagé plusieurs médecins à interposer leurs secours sans nécessité et à contre-temps.

On se ressouviendra toujours que ces éruptions sont critiques et salutaires; c'est pourquoi, quand, par une excessive démangeaison, il devient nécessaire d'y appliquer une légère dissolution de sucre de saturne, on tiendra le ventre libre, et on excitera le relâchement.

On doit éviter, s'il est posstible, toute médecine active, comme une grande dose de mercure doux et d'eaux impregnées de souffre.

SECTION II.

Dentition.

LES enfans paroissent éprouver une variété de maladies qui sont occasionnées par la dentition. Plusieurs souffrent moins que d'autres; mais tous sont affectés jusqu'à un certain point.

Il paroît surprenant que la douleur accompagne une opération naturelle et nécessaire, et, pour cela, on a nié qu'elle eût lieu; mais les raisonnemens n'ont pu détruire le fait, et l'expérience de toutes les nourrices a prouvé que les enfans les plus vigoureux, et d'une meilleure santé, ressentent beaucoup de mal-aise durant le période de la dentition.

Quoique des enfans naissent quelquefois avec deux ou quatre dents, en général elles sont cachées sous les gencives, comme on l'a remarqué, jusqu'au cinquième, sixième ou septième mois après la naissance, époque où les deux dents de devant, du milieu de la mâchoire inférieure, paroissent. Peu de jours, ou peu de semaines après, les dents correspondantes de la mâchoire supérieure percent ensuite.

Après cela, il s'écoule communément un intervalle de plusieurs semaines, avant que les autres dents du devant, qui percent ordinairement de la même manière que les premières, succèdent à celles-ci.

Durant le période ordinaire de l'alaitement, il perce rarement plus de dents que celles-là, quoiqu'à la fin de la seconde année, les enfans en aient dix à chaque mâchoire.

Les symptômes qui précèdent et accompagnent l'éruption des dents, sont plus ou moins violens, selon la succession dans laquelle elles paroissent, selon la résistance qu'apportent les gencives et l'irritabilité de la constitution de l'enfant.

Dans les cas les plus favorables, la pression des dents sur les gencives, occasionne quelque douleur, et augmente l'écoulement des fluides par la bouche: c'est ce qui rend l'enfant chagrin et inquiet durant la nuit. Il porte fréquemment dans sa bouche ses petites mains, et tout ce qu'il peut saisir, pour frotter ses gencives; il bave continuellement et la salive, qui passe dans son estomac et ses intestins, lui occasionne une indisposition, des tranchées et le relâchement.

Enfin la pointe d'une dent paroît ; mais le mal-aise continue toujours pendant quelques jours, jusqu'à ce qu'une seconde ait percé.

Durant l'intervalle entre l'éruption des dents inférieures et celle des supérieures, l'enfant recouvre sa force et sa bonne santé ordinaires ; mais il éprouve bientôt, de nouveau, la même indisposition.

Lorsque ce sont là les seules maladies qui accompagnent la dentition, il y a peu de danger à craindre ; mais quelquefois, au lieu de ces incommodités, il y a une suite de symptômes formidables. Dans des enfans forts et robustes, une fièvre violente précède souvent l'éruption de chaque dent : les gencives sont enflées et enflammées, les yeux beaucoup affectés, le ventre tendu, la peau brûlante. L'enfant crie sans cesse ; il est incapable de teter, et ne jouit jamais, sans interruption, de quelque temps de sommeil.

Les enfans foibles, quand la dentition est douloureuse et difficile, sont oppressés ; ils ont de la répugnance pour toute espèce d'alimens, ils perdent leur couleur, sont perpétuellement chagrins, ont un dévoiement continuel, et deviennent tout-à-fait maigres. Les enfans irritables, dans les mêmes circonstances, outre ces symptômes, sont sujets aux convulsions qui reviennent de temps en temps, jusqu'à ce que les dents soient au-dessus des gencives.

Tous les symptômes qu'on vient de décrire, ont un caractère beaucoup plus grave, si plusieurs dents percent à la fois, ou dans une succession immédiate, ce qui arrive quelquefois.

Le traitement des accidens ordinaires qui accompagnent la dentition, consistera à modérer la douleur, à régler l'état du ventre, et à employer continuellement tous les moyens propres à rétablir la santé de l'enfant.

Dans cette vue, on donnera, à l'heure du coucher, de petites doses de laudanum, lorsque l'enfant paroîtra souffrir beaucoup. On le nourrira avec du bouillon de bœuf, deux fois le jour, s'il est foible, et on le tiendra, autant qu'il sera possible, en plein air, quand la saison est favorable, s'il est très-relâché. On ne doit jamais, dans ces cas, négliger le bain froid, parce qu'il contribue beaucoup à fortifier l'enfant. Si le relâchement est excessif, on le modérera, et, si le ventre est resserré, on donnera quelques doux laxatifs.

Les enfans éprouvent un desir urgent, durant la dentition, de frotter leurs gencives, et on peut, avec de certaines règles, le leur permettre; mais les substances communes, qu'on leur met, pour cela, dans les mains, comme le corail, etc., en froissant les gencives, peuvent occasionner une violente inflammation dans ces parties; on doit donc choisir des matières molles, comme un petit morceau de racine fraîche de réglisse, ou, comme l'emploie le vulgaire, un morceau de bougie.

Le traitement, lorsque les symptômes sont alarmans, est plus compliqué, parce qu'il doit varier selon les circonstances.

Quand la plénitude et la vîtesse du pouls, l'augmentation de chaleur, la rougeur de la figure, de fréquens tressaillemens, une respiration gênée, des accès, des cris immodérés, etc., indiquent une fièvre violente, l'application des sangsues devient indipensable: le bain chaud sera ensuite utile. On tiendra le ventre libre avec des médecines laxatives et des lavemens émolliens, et on employera tous les moyens qui peuvent diminuer l'action du cœur et des artéres. Dans ces cas, cependant, à moins que l'irritation des gencives ne soit éloignée, les symptômes fébriles résistent souvent à tous les traitemens qu'on peut imaginer.

La manière la plus efficace d'accomplir cet objet, est de percer la gencive sur la dent; cela se fait au moyen d'une lancette, et non avec les ongles de la nourrice, ni avec une pièce de six sous, comme les sages-femmes le conseillent.

Cette opération ne doit jamais être différée, quand l'enfant est saisi de convulsions vers le période de la dentition, quand même l'avancement de la gencive n'annonce pas l'approche de la dent. Dans ces cas, on doit percer les gencives inférieures les premières ; et si, en les perçant à l'endroit ou la première dent paroît communément, la lancette trouve une substance dure, l'éloignement de l'accès montrera que l'opération a réussi; mais, si on ne sent point de dent, et que les convulsions reviennent, alors on fera la même chose à la gencive supérieure. J'ai souvent vu des accès attaquer journellement des enfans pendant plusieurs semaines, et après avoir résisté àde tous les autres remèdes, disparoître entièrement après qu'on eût incisé les gencives. Comme aucun danger ne suit cette simple opération, on doit y avoir recours plus fréquemment que ne paroissent le vouloir faire les hommes de l'art.

Quand une toux incommode, le mal des yeux, etc., accompagnent la dentition, on ne peut les guérir parfaitement qu'après qu'elle est faite.

Comme les enfans sont toujours exposés à beaucoup de danger, quand les symptômes de la dentition sont violens, on doit avoir recours à une assistance convenable, parce que les parens ne sont pas capables de diriger le traitement dans ces circonstances.

SECTION IIIe

Fièvres des Enfans.

LES maladies fébriles qui attaquent les enfans, sont, en général, de simples symptômes de quelqu'autre maladie ; leur durée est rarement considérable, et, quoique violentes, tandis qu'elles continuent, elles ne causent pas souvent de danger, si on les traite convenablement.

Les causes des fièvres des enfans sont donc très-nombreuses. L'exposition au froid, le dérangement de l'estomac ou des intestins, la dentition, et en un mot tout ce qui peut exciter l'action redoublée du cœur et des vaisseaux sanguins, les fera facilement naître.

Le traitement de ces maladies doit dépendre entièrement des causes, et l'on a détaillé ci-dessus la méthode convenable d'en guérir le plus grand nombre.

Quand on ne pourra découvrir les causes des fièvres, comme cela arrive quelquefois, on apportera toute son attention à modérer les symptômes. Pour cela les vomitifs, les doux cordiaux, le bain chaud ou les sangsues, et les vésicatoires, seront parfois nécessaires.

On doit encourager les parens à ne jamais perdre l'espérance de rétablir les enfans de ces maladies ; car il arrive souvent que la maladie se termine favorablement après qu'un médecin habile a abandonné l'enfant comme perdu. On apportera donc une attention continuelle aux enfans attaqués de fièvres aussi long-temps qu'ils vivront;

et quand ils ne peuvent prendre des alimens par la bouche, on peut les nourrir pendant plusieurs jours avec des lavemens composés de pain émié dans du vin ou du bouillon.

SECTION IVe

Le Croup.

De toutes les maladies ordinaires aux enfans, le croup est peut-être la plus alarmante ; car elle devient souvent fatale dans les trente-six heures de la première attaque.

Cette maladie domine dans les pays marécageux ou dans ceux voisins de la mer. Elle arrive plus fréquemment dans l'hiver et le printemps, que dans toute autre saison ; mais les enfans qui l'ont eue une fois, sont exposés à en être affectés de nouveau, s'ils s'exposent au froid pendant quelque temps, par une température humide.

Le croup paroît rarement dans les enfans après la huitième ou neuvième année ; mais avant ce période les enfans de tout âge et de toute constitution y sont sujets.

Quelques médecins l'ont supposée contagieuse ; car deux ou trois enfans, dans la même famille, en sont devenus les victimes dans une semaine ; mais cela peut s'expliquer, en supposant qu'ils ont été tous exposés à la même cause qui a produit la maladie.

Dans quelques occasions les symptômes du croup s'annoncent furtivement par des degrés imperceptibles ; dans d'autres, ils paroissent à-la-fois sans aucune équivoque. Quand l'enfant ressent une difficulté de respirer, qui est suivie d'un bruit fort dans le gosier, qu'on peut entendre à une distance considérable, de rougeur à la face, et d'un pouls

pouls vif et plein, la maladie commence réellement; et quand un enfant a une toux rauque et dure pendant plusieurs jours, par une température humide, on peut craindre avec raison la maladie.

Elle est accompagnée, dans le commencement, de symptômes d'une violente fièvre inflammatoire; mais ils disparoissent en peu d'heures. Le pouls devient alors très-vif et foible, et la figure pâle et hideuse. La respiration forte et rauque continue cependant toujours, et ne cesse que quelques minutes avant que l'enfant meure.

Les symptômes du croup, et les apparences après la mort, démontrent clairement que la maladie est occasionnée par une affection locale de la trachée-artère qui embarrasse d'abord, et arrête ensuite la respiration.

On doit, sans différer, employer les moyens les plus actifs pour la cure de cette dangereuse maladie. Les meilleurs remèdes sont les sangsues, les vomitifs, le bain chaud et les vésicatoires.

L'application des sangsues devient toujours inutile, à moins qu'on ne les applique au commencement de la maladie. Les vomitifs, après la saignée, sont communément utiles; et le bain chaud paroît provoquer les bons effets de ces deux moyens. Quoique les vésicatoires soient seulement nécessaires lorsque la maladie n'a pas cédé au premier traitement, cependant, comme le croup n'est jamais léger, on appliquera toujours un vésicatoire au gosier, à la poitrine ou au dos, après que l'enfant a pris le bain chaud.

Dans quelques cas, on peut conseiller d'autres moyens; mais ils doivent être dirigés par un habile médecin.

Quand des enfans foibles et irritables sont sujets à des attaques de croup, les vomitifs et le bain chaud apporteront le meilleur soulagement, et on doit recommander la plus grande précaution pour éviter l'exposition à une température humide.

SECTION Ve

Règles touchant la manière de sevrer les Enfans.

LE sevrage forme une époque importante dans la vie d'un enfant, car sa santé future dépend souvent de la manière de diriger cette grande révolution.

Quoique différens pays adoptent différentes pratiques à l'égard du sevrage, il est cependant une règle presque universellement établie : c'est de ne jamais priver un enfant du sein s'il n'est pas en bon état, à moins que son indisposition ne paroisse venir du lait. Cela n'arrive pas communément; car, quand les femmes donnent trop long-temps à teter, il s'opère dans leur système un changement naturel qui enlève bientôt au lait les qualités propres à nourrir.

Le période du sevrage doit dépendre de quantité de circonstances autres que la santé de l'enfant : comme la saison de l'année et la constitution des parens. L'hiver est, pour des raisons aisées à comprendre, un temps très-contraire au sevrage.

Quand les parens ont une constitution scrophuleuse, on donnera l'enfant à une femme de campagne d'une bonne santé, comme on l'a déjà recommandé ; et il ne doit être sevré au moins qu'après le seizième mois. Si la nourrice est hors d'état d'alaiter avant ce temps, on s'en procurera un autre.

Excepté ces cas, les enfans peuvent en général être

sevrés entre le neuvième et douzième mois après la naissance. On se gardera de les sevrer, ou trop tôt, ou trop tard.

On commet journellement plusieurs erreurs dans la manière de sevrer les enfans. Quelques femmes privent l'enfant du sein tout-à-coup. D'autres s'efforcent de lui faire abandonner le sein de lui-même, en appliquant au mamelon de la moutarde ou quelque substance dégoûtante. Ces deux pratiques sont également cruelles et contraires. On doit introduire par degré un changement dans la nourriture : c'est pourquoi on donnera à l'enfant, pendant plusieurs jours avant le sevrage, une double quantité de potage, et du lait en très-petite proportion. Mais on ne doit adopter la première pratique qu'après avoir suivi la seconde.

Quand un enfant est sevré, il est trop ordinaire aux nourrices de donner des doses de laudanum ou de sirop de pavot, qui a les mêmes effets, toutes les nuits pendant un temps considérable, afin d'empêcher l'insomnie; mais on ne donnera ces remèdes que les deux premières nuits. L'usage indiscret des laxatifs est aussi très-commun; mais on ne peut le condamner dans des termes assez forts. Si le ventre n'est pas suffisamment libre, on aura recours aux laxatifs; mais, autrement, on ne doit pas s'en servir.

Quand l'enfant sera sevré, on l'accoutumera à prendre des alimens et des boissons à des heures réglées, et non selon le caprice des nourrices. Quoique cette tâche soit d'abord un peu difficile, on peut toujours, avec de la patience, en venir à bout; et les avantages que l'enfant lui-même, et ceux qui le soignent en retireront, feront plus que compenser les embarras qui accompagnent cette entreprise. On ne doit point donner la nuit des alimens, ni des boissons; car il pourroit s'ensuivre une mauvaise habitude qui laisseroit pour l'avenir le germe de plusieurs maladies.

On a déjà clairement fait connoître le mauvais effet des liqueurs et de l'eau, du petit lait, du vin, etc., qu'on donne aux enfans.

Après le sevrage, les alimens des enfans doivent être du bouillon léger de bœuf, la panade, un peu de boudin, et diverses préparations de lait. On doit toujours se servir, au lieu de pain ordinaire, de biscuit. La préparation ordinaire du gruau d'avoine (appelée potage, ou soupe) beaucoup usitée jusques dans ces dernières années, dans cette partie de la Grande-Bretagne, est, sans contredit, d'une trop difficile digestion pour les enfans.

La fréquente exposition à l'air libre, quand la température est favorable, et un degré redoublé d'exercice, sont extrêmement bienfaisans aux enfans nouvellement sevrés.

APPENDIX.

FORMULES DE MÉDECINES.

OBSERVATIONS

SUR LES DOSES DES MÉDICAMENS.

Les médecins prescrivent communément des médicamens liquides la dose d'une cuiller à soupe et à café, ou en gouttes ; mais on ne peut jamais les donner à une dose exacte avec ces mesures, parce que les cuillers de table, ou à café, varient beaucoup en grandeur, et que les fluides versés d'une petite phiole, tombent en larges ou petites gouttes, selon l'épaisseur de ses bords, ou la quantité du fluide qu'elle contient.

Les doses des médicamens, recommandées dans cet ouvrage, sont réglées par une mesure de verre graduée, que chaque famille peut se procurer à peu de frais. Une cuiller de table est supposée contenir une demi-once ; celle à café une dragme, et cette dernière mesure est considérée comme égale à soixante-dix gouttes. Quand, donc, quelque médicament est réglé à la dose de dix gouttes, on peut mêler une dragme avec sept fois la quantité d'eau, et la cuiller à café fournira l'exacte proportion. La même règle peut être appliquée à toute autre dose de fluides par gouttes.

Les doses de pilules sont toujours spécifiées.

Les doses de poudres et d'électuaires sont réglées par le poids; et pour cela chaque famille doit se pourvoir d'un assortiment de poids d'apothicaire.

La dose de chaque médecine propre aux grandes personnes et aux enfans, est ajoutée à chaque formule.

ABSORBANS.

Magnésie.

ELLE peut être mêlée avec de l'eau ou du lait.

La dose pour les grandes personnes est d'une demi-dragme toutes les quatre ou six heures, quand elle est nécessaire; pour les enfans, trente grains une fois dans huit ou dix heures.

Yeux de Crabe préparés.

ON peut les donner de la même manière que la magnésie.

La dose pour les grandes personnes est de quinze ou vingt grains toutes les heures ou deux; pour les enfans, dix grains toutes les heures.

Eau de Chaux.

LA dose pour les grandes personnes est une tasse à thé deux ou trois fois le jour; pour les enfans, deux cuillerées à café ou de table, selon leur âge, mêlées avec de l'eau commune.

Mixtion absorbante.

PRENEZ un gros de sucre raffiné, deux gros d'yeux de

crabe préparés, et deux gros de magnésie. Broyez-les ensemble en une poudre fine; ajoutez ensuite: eau de canelle simple, deux cuillerées à café; eau commune, cinq cuillerées de table.

Dose. Pour les grandes personnes, une cuiller de table; et pour les enfans, une à café toutes les deux heures.

ANODINS.

Opium.

Dose. Un grain pour les grandes personnes.

Pilules d'Opiats.

PRENEZ égales parties d'opium pur et de poudre de canelle. Faites-en, par le moyen d'un sirop, des pilules d'un grain chacune.

Dose. Pour les grandes personnes, deux au coucher; et dans les cas particuliers, une le matin.

Laudanum.

Dose. Pour les grandes personnes, trente ou trente-cinq gouttes une fois en vingt-quatre heures.

Quand il déplaît en quantité ordinaire, on peut le donner avec beaucoup d'avantage, à la dose de cinq gouttes toutes les heures, jusqu'à ce qu'il ait produit l'effet convenable.

La dose pour les enfans doit varier selon leur âge. Une goutte est suffisante durant le nourrissage, et une demi-goutte est la dose qui convient pendant plusieurs semaines après la naissance.

Quand le laudanum est prescrit en lavement, la proportion doit être plus que double de celle donnée par la bouche.

Elixir parégorique.

Dose. Pour les grandes personnes, soixante-dix gouttes dans un verre d'eau ou de gruau.

Castoreum en poudre fine.

Ce médicament doit toujours être employé récemment mis en poudre.

La dose, pour les grandes personnes, est de quinze ou vingt grains une fois en vingt-quatre heures, donnée dans de la marmelade ou de la gelée.

Boisson anodine.

Prenez trente-cinq gouttes de laudanum, deux cuillerées à café de sirop commun, une cuillerée de table d'eau de canelle; mêlez-les ensemble.

Cette potion, prise une fois, est suffisante pour les grandes personnes.

Mixtion anodine.

Prenez une dragme de laudanum, une cuillerée de table de teinture de safran, deux cuillerées de table de sirop commun, deux onces d'eau; mêlez.

Dose. Deux cuillerées de table le soir en se couchant, et une toutes les cinq ou six heures, pendant les douleurs, pour les grandes personnes.

Emplâtre d'opium.

A deux onces de l'emplâtre d'estomac du dispensaire de Londres, on ajoute deux dragmes d'opium pur. Il faut l'étendre sur un morceau de cuir, et l'employer comme il prescrit, page 132.

ASTRINGENS POUR L'USAGE INTERNE.

Bois de Chêne en poudre.

Dose. Vingt grains deux fois le jour pour les grandes personnes, dans de la gelée ou la marmelade.

Quinquina.

Dose. Une cuillerée à café deux fois le jour pour les grandes personnes, dans de l'eau, du vin de Porto, dans de la gelée, ou dans du pain à cacheter.

Esprit de Vitriol.

Dose. Dix ou quinze gouttes, deux fois le jour, pour les grandes personnes, dans un verre d'eau.

Décoction astringente.

PRENEZ deux dragmes de canelle, une once de quinquina, trois pintes d'Angleterre d'eau vive. Faites bouillir jusqu'à réduction de moitié ; passez la liqueur après qu'elle est refroidie, et ajoutez une dragme de foible esprit de vitriol, une once de muscade ou d'eau de canelle de Hollande.

Dose. Deux onces, deux fois le jour, pour les grandes personnes.

Forte décoction astringente.

PRENEZ deux dragmes de canelle blanche, une once de quinquina et une once de bois de chêne, deux pintes d'Angleterre d'eau vive; faites bouillir jusqu'à réduction d'une pinte, passez la liqueur, et ajoutez les mêmes matières que dans la précédente décoction.

Dose. Deux onces, deux fois le jour, pour les grandes personnes.

Infusion astringente.

PRENEZ une poignée de roses rouges sèches, versez dessus une pinte d'eau bouillante ; après quatre heures, passez la liqueur, et ajoutez une dragme de foible esprit de vitriol, et une once de sirop de roses ; mêlez.

Dose. Une ou deux cuillerées de table, pour les grandes personnes, toutes les deux ou trois heures, selon les circonstances.

Mixtion astringente.

PRENEZ une dragme de laudanum, deux dragmes de confection japonique, et deux dragmes de sucre raffiné ; broyez-les ensemble dans un mortier, et ajoutez une once d'eau de canelle simple, et trois onces d'eau vive; mêlez.

Dose. Une cuillerée de table, toutes les trois heures, pour les grandes personnes; et, pour les enfans, une cuillerée à café, mêlée avec beaucoup d'eau.

Poudre astringente.

PRENEZ quinze grains de gingembre en poudre, une demi-dragme d'alun de roche, deux dragmes de kino (gomme de kino), deux dragmes de cathechu (ou terre du Japon); broyez-les, et réduisez en poudre très-fine.

Dose. Pour les grandes personnes, dix grains, toutes les deux ou trois heures, en marmelade, ou conserve de roses.

POUR L'USAGE EXTERNE.

DISSOLUTION de sucre de saturne. *Voyez* pages 110 et 111.

Lotion astringente.

FAITES dissoudre une dragme de vitriol blanc dans une pinte d'eau vive.

Forte Lotion astringente.

FAITES dissoudre deux dragmes d'alun ordinaire dans une pinte d'eau vive.

Décoction astringente.

PRENEZ deux onces de bois de chêne, deux livres

d'eau commune ; faites bouillir et réduire à une livre, à laquelle, après l'avoir passée, il faut ajouter une dragme d'alun.

AMERS.

Poudre de Colombine.

Dose. Pour les grandes personnes, dix grains, deux fois le jour, avec un peu de marmelade.

Infusion de fleurs de Camomille.

PRENEZ une poignée de fleurs de camomille sèche ; versez dessus une quarte d'eau vive froide ; après vingt-quatre heures, passez la liqueur.

Dose. Pour les grandes personnes, une petite tasse à thé, deux fois le jour.

Amers par infusion dans l'eau.

PRENEZ deux dragmes d'écorce sèche d'oranges de Seville, une demi-once de racine de glaïeul parfumé, et une demi-once de quinquina ; versez dessus une pinte d'eau bouillante, et passez, après trente-six heures d'infusion.

Dose. Pour les grandes personnes, une petite tasse à thé.

Amers par infusion dans le vin.

PRENEZ une dragme de graine de paradis broyée, une demi-once de quinquina, et une demi-once de racine de gentiane ; versez dessus un pot de vin rouge de Porto, et filtrez la liqueur après quatre jours.

Dose. Pour les grandes personnes, un demi-verre, deux fois le jour.

CARMINATIFS.

Sucre d'Anis.

Dose. Pour les enfans, six ou huit grains.

Essence de Poivre.

Dose. Pour les grandes personnes, quatre ou cinq gouttes sur un petit morceau de sucre ; pour les enfans, une demi-goutte sur du sucre dissous dans l'eau.

CORDIAUX.

Éther.

Dose. Pour les grandes personnes, une cuillerée à café, toutes les heures ou deux, dans un verre d'eau vive.

Eau d'Orge cannelée.

Dose. Une cuillerée de table pour les grandes personnes, et, pour les enfans, une cuillerée à café délayée dans beaucoup d'eau, toutes les heures.

Boisson cordiale.

PRENEZ trente-cinq gouttes de teinture volatile de

valériane, trois cuillerées à café d'eau de canelle simple, et trois cuillerées à café de sirop; mêlez.

Dose. Pour les grandes personnes, une once.

Esprit cordial.

PRENEZ égales parties d'élixir parégorique, et de teinture volatile de valériane; mêlez.

Dose. Une cuillerée à café, dans un verre d'eau, pour les grandes personnes.

Mixtion cordiale.

PRENEZ une cuillerée à café d'esprit composé de lavande, et autant de teinture de safran; une demi-once de sirop, et autant d'eau de canelle simple, et une once d'eau vive; mêlez.

Dose. Pour les grandes personnes, une cuillerée de table, toutes les heures ou deux; pour les enfans, une cuillerée à café, mêlée avec de l'eau.

DIAPHORÉTIQUES.

Vin d'Antimoine.

Dose. Pour les grandes personnes, vingt gouttes, toutes les heures ou deux, dans de l'eau de gruau, jusqu'à ce qu'il ait produit un effet convenable; pour les enfans, quatre ou cinq gouttes, toutes les heures.

Poudre de Doves.

Dose. Pour les grandes personnes, vingt grains dans du gruau ou du miel.

Poudre de James.

Dose. Pour les grandes personnes, sept ou huit grains divisés en deux parties, données, une heure ou deux l'une après l'autre, en marmelade ou conserve de roses.

Boisson diaphorétique.

PRENEZ vingt-cinq gouttes de laudanum et vingt-cinq gouttes de vin d'antimoine, trois cuillerées à café d'eau de canelle simple, et trois cuillerées à café de sirop; mêlez.

Prenez au coucher, pour les grandes personnes.

Julep salin.

PRENEZ trois cuillerées de table de jus de citron, une dragme de sel volatil d'ammoniac; après l'effervescence, ajoutez deux cuillerées à café de sirop, demi-once d'eau de canelle simple, et trois onces d'eau vive: mêlez.

Dose. Pour les grandes personnes, deux cuillerées de table, toutes les trois heures.

DIURÉTIQUES.

Huile de Genièvre.

Dose. Pour les grandes personnes, dix gouttes dans du gruau; pour les enfans, une goutte sur un peu de sucre, qu'on peut mêler alors avec de la panade.

Nitre.

Dose. Dix grains mêlés avec du sucre, et mis dans du gruau, deux ou trois fois le jour, pour les grandes personnes.

Squine, ou Scille sèche.

Dose. Pour les grandes personnes, un grain, trois ou quatre fois le jour, en forme de pilule.

BOISSONS.

Émulsion d'Amandes.

PRENEZ quatre onces d'amandes douces pelées; deux onces de sucre raffiné; broyez-les bien dans un mortier de marbre, et ajoutez ensuite, par degrés, trois onces d'eau de canelle simple, et une pinte et demie d'eau vive.

Dose. Pour les grandes personnes, une tasse à thé, toutes les deux heures.

Eau d'Orge.

Dose. Un peu chaque fois qu'on est altéré.

Eau de Gelée.

FAITES dissoudre deux cuillerées de table de gelée dans une pinte d'eau bouillante.

Dose.

Dose. Pour les grandes personnes, deux cuillerées de table, quand on est altéré; pour les enfans, une ou deux cuillerées à café.

Boisson impériale.

PRENEZ deux gros de crême de tartre, un gros d'écorce extérieure de citron frais, une quarte d'eau bouillante; après qu'elle est refroidie, passez la liqueur.

Dose. Une tasse à café, toutes les heures ou deux, pour les grandes personnes; pour les enfans, une cuillerée de table.

Limonade, Gruau de riz, Eau de gruau, petit Lait de vin blanc.

LEUR usage est bien connu.

ÉMÉTIQUES.

Vin d'Antimoine.

Dose. Pour les grandes personnes, deux cuillerées à café; pour les enfans, dix ou quinze gouttes.

Épicacuana en poudre.

Dose. Pour les grandes personnes, quinze ou vingt grains mêlés avec du sucre et de l'eau chaude; pour les enfans, trois ou quatre grains mêlés avec du sirop.

Épicacuana avec du vin.

Dose. Pour les enfans, une, deux ou trois cuillerées à café, selon l'âge.

Émétique de Tartre, ou Tartre stibiée.

Dose. Pour les grandes personnes, deux grains dissous dans l'eau chaude.

Mixtion vomitive.

PRENEZ un gros de vin d'antimoine, deux gros de vinaigre de scille, une once de sirop, et trois onces d'eau vive ou de rose; mêlez.

Dose. Pour les enfans, deux cuillerées de mer, ou une de table, selon l'âge.

LAXATIFS.

Calomelas.

Dose. Pour les enfans, un ou deux grains dans de la panade, selon l'âge.

Huile de Castor ou de Ricin.

Dose. Pour les grandes personnes, une cuillerée de table, toutes les six heures, jusqu'à ce qu'elle opère; pour les enfans, une cuillerée à café : on peut en donner dans de l'eau de gruau.

Crême de Tartre.

Dose. Pour les grandes personnes, deux ou trois cuillerées à café, au coucher, avec un peu de muscade, dans de l'eau de gruau.

Électuaire laxatif.

PRENEZ vingt grains de poudre de jalap, deux dragmes de crystaux de tartre, et deux dragmes de sucre raffiné; broyez-les ensemble dans un mortier de marbre ou de verre; ensuite ajoutez une once et demie d'électuaire lénitif, et autant qu'il faut de sirop de rose, pour faire du tout une consistence molle.

Dose. Pour les grandes personnes, une dragme, toutes les deux heures, jusqu'à ce qu'il opère.

Électuaire fortement laxatif.

PRENEZ dix grains de poudre de gingembre, un gros de jalap en poudre fine, une once de crême de tartre, autant de sirop qu'il en faut pour donner une consistance convenable.

Dose. Pour les grandes personnes, deux dragmes, le matin.

Pilules laxatives.

PRENEZ dix grains de poudre de canelle, un gros d'aloès succotrin, en poudre très-fine, et un gros de savon d'alicante; broyez-les ensemble dans un mortier de pierre, et ajoutez alors deux ou trois gouttes de sirop, pour former une masse qu'on prendra en trente-deux pilules.

Dose. Pour les grandes personnes, deux, au coucher.

Pilules fortement laxatives.

PRENEZ dix grains de poudre de gingembre, une demie dragme de calomel, quarante grains de savon d'alicante, et une dragme et demie d'aloès succotrin en poudre fine; formez-les, comme dans la précédente, en trente-deux pilules.

Dose. Pour les grandes personnes, une ou deux au coucher, selon l'état du ventre.

Poudre laxative.

PRENEZ trois grains de calomel et dix grains de poudre de jalap; broyez-les ensemble dans un mortier de verre. On en prend le matin, avec un peu de marmelade, pour les grandes personnes.

Boisson laxative.

A la poudre laxative, ajoutez trois grains de poudre de gingembre, et demi-once de sirop; mêlez. On la prend le matin, pour les grandes personnes.

Sels laxatifs.

Le meilleur de ces sels est celui de glauber; on en met dans la soupe où il n'y a point de sel.

Dose. Pour les grandes personnes, six dragmes, ou une once.

Magnésie.

Dose. Pour les enfans, une cuillerée à café, le matin.

Manne.

Faites-la fondre dans de l'eau bouillante.

Dose. Une cuillerée à café, toutes les heures, jusqu'à ce qu'elle opère, pour les enfans.

Infusion de Rhubarbe.

Prenez une dragme de rhubarbe de Turquie (ou cassée), une dragme et demie de sucre raffiné, cinq grains de sel de tartre, et deux onces d'eau bouillante; après six heures, passez la liqueur, et ajoutez une cuillerée de table d'eau de canelle simple.

Dose. Pour les enfans, deux cuillerées de mer, ou une de table, le matin, selon l'âge.

Infusion de Séné.

Prenez trois dragmes de séné, sans les tiges, demi-once de tamarin, et dix onces d'eau bouillante; après huit heures d'infusion, passez la liqueur.

Dose. Pour les grandes personnes, une petite tasse à thé, toutes les heures et demie, jusqu'à ce qu'elle opère.

LAVEMENS POUR LES GRANDES PERSONNES.

Lavement émollient.

PRENEZ une cuillerée de table de sel commun, et autant de sucre de cuisine, quatre onces d'huile d'olive fine, et une demi-pinte d'eau chaude; mêlez.

Lavement anodin.

PRENEZ une dragme de laudanum, deux onces d'huile d'olive, et une demi-pinte d'eau de gruau, tiède; mêlez.

Lavement astringent.

AJOUTEZ à la précédente recette, deux dragmes de cathechu (ou terre du Japon), et trois dragmes de quinquina; mêlez.

Lavement fortement laxatif.

PRENEZ une demi-once de séné, une pinte d'eau vive; faites-les bouillir jusqu'à réduction de moitié, et passez la liqueur; ajoutez alors deux cuillerées de table de sel commun, et quatre onces d'huile d'olive fine; mêlez.

POUR LES ENFANS.

Lavement émollient.

PRENEZ une cuillerée à café de sel commun, une

cuillerée de table d'huile d'olive fine, et trois onces d'eau chaude; mêlez.

Lavement laxatif.

PRENEZ deux dragmes de sel de glauber, et trois onces d'eau bouillante; ajoutez, quand elle sera froide, une cuillerée de table d'huile d'olive fine; mêlez.

Lavement anodin.

PRENEZ cinq ou dix gouttes de laudanum (selon l'âge), une petite tasse à café de bouillon de bœuf; mêlez.

Lavement astringent.

PRENEZ même quantité de laudanum que dans la précédente, une petite tasse à thé d'eau de ris ou de gruau; mêlez.

RAFRAÎCHISSANS.

Boissons acidulées.

FRUITS mûrs ascescens.

Mixtion nitreuse.

PRENEZ un gros de nitre, deux dragmes de sucre raffiné, une cuillerée de table de vinaigre distillé, six onces et demie d'eau vive; mêlez.

Dose. Pour les grandes personnes une cuillerée de table toutes les deux heures, quand cela est nécessaire.

REMÈDES FORTIFIANS.

Amers.

VOYEZ pages 350, et 351, pour les doses, etc.

Esprit de Vitriol.

VOYEZ page 347.

Quinquina, sous diverses formes.

VOYEZ page 347.

Teinture de Bois.

Dose. Une cuillerée de table dans un verre de vin, ou de canelle d'orge, ou d'eau de poivre, deux fois le jour.

Sucre d'Acier.

Dose. Pour les enfans, trente ou quarante grains au plus, deux fois le jour, selon l'âge.

Teinture d'Acier.

Dose. Quinze ou vingt gouttes, deux fois le jour, dans du bouillon de veau ou de bœuf.

Rouille d'Acier.

Dose. Pour les grandes personnes, une demi-dragme deux fois le jour, dans de la marmelade.

RÈGLES

Pour ceux qui consultent un Médecin par lettres.

PLUSIEURS des maladies auxquelles les femmes et les enfans sont sujets, peuvent être soulagées ou écartées par l'avis d'un habile médecin, quoique quelques-unes soient si rapides dans leurs progrès, qu'elles ôtent la possibilité de consulter un médecin qui est un peu éloigné.

La même maladie, dans différentes personnes, exige souvent une très-grande variété de traitement; on ne peut donc appliquer à chaque cas des règles générales: c'est ce qui rend indispensable, avec beaucoup de raison, dans plusieurs occasions, l'avis d'un médecin expérimenté dans cette partie.

UN médecin ne doit, par principes d'honneur, ordonner dans aucun cas, sans consulter celui qui a déjà assisté la malade; car il y a tant de particularités dans la constitution des différentes personnes, qu'on feroit beaucoup de mal si on les négligeoit ou les ignoroit.

Mais les accoucheurs sont souvent nécessairement obligés, par des motifs de délicatesse, de se dispenser de cette règle générale ; et ils doivent par-conséquent apprendre de la malade elle-même, toutes les circonstances de sa situation. Dans la vue de prévenir plusieurs des erreurs auxquelles donne souvent lieu la connoissance imparfaite des personnes qui ignorent l'art de guérir, on donne les observations suivantes comme des règles pour ceux qui consultent par lettres un médecin.

On doit d'abord faire connoître l'âge, la constitution, la manière de vivre, et les habitudes ordinaires de la malade. On doit, si elle n'est pas mariée, décrire l'état de sa santé utérine ; si elle l'est, on doit faire mention du nombre des enfans, des avortemens, et du période qui s'est écoulé entre chacun ; on doit dire aussi combien elle a nourri d'enfans.

La maladie présente de la malade doit être ensuite détaillée ; et, quoique dans le moins de mots possible, on ne doit oublier aucune circonstance. La nature de la forme humaine est telle, qu'une de ses parties dérangée, les autres souffrent également ; mais, quoique l'homme de l'art doive en général suivre la maladie principale, cependant une malade ne peut aisément faire la distinction qui existe entre les symptômes qui constituent, à proprement parler, la maladie, et ceux qui l'ont occasionnée. Cette distinction sera abandonnée au médecin.

On donnera ensuite une description sommaire du commencement et de l'ordre du retour des symptômes. On y ajoutera le sentiment de la malade sur les causes probables de la maladie.

On décrira l'état de l'appétit et des excrétions, comme la transpiration, etc., ainsi que de l'apparence de la langue.

Enfin, on fera l'énumération des remèdes qui ont été

pris, et de leurs effets apparens ; et la malade fera aussi mention de quelque particularité dans sa constitution, qui pourroit rendre contraire l'usage de certains remèdes : comme l'opium, etc.

Il paroît peut-être inutile d'ajouter que, en quelque lieu que cela se fasse, la consultation doit être décrite par le médecin de la famille.

AVIS SUR LE CHOIX
D'UNE NOURRICE

Il est aisé de comprendre qu'il faut beaucoup de précautions dans le choix de celle à qui on veut confier la charge importante d'un enfant.

On doit toujours exiger, dans une nourrice, l'apparence de la santé, un caractère moral irréprochable, un lait sain et abondant, des seins bien formés sous tous les rapports, et des mamelons proéminens. Ce ne sont pas là les seules circonstances dont on doive s'assurer. Son enfant doit être en bon état, et jouir d'une santé parfaite. On ne peut choisir, en général, une femme qui a accouché d'un enfant mort; car à moins que la mort n'arrive, en conséquence de quelqu'accident particulier durant la délivrance, il y a toujours dans ces cas quelque raison de soupçonner un vice dans la constitution.

Les femmes adonnées à l'usage du tabac, et celles qui n'ont jamais eu la petite vérole, ou qui en sont très-marquées, ne sont pas propres à être nourrices.

Il ne suffit pas d'écarter les nourrices qui sont soupçonnées de quelque maladie qui peut se communiquer à l'enfant; elles ne doivent pas même avoir des défauts qui sont suivis des mêmes mauvais effets, tels que celui d'être très-louches.

Quelquefois, cependant, une jeune femme, en santé,

et qui a toutes les marques qui constituent une bonne nourrice, est hors d'état d'en remplir les fonctions : c'est pourquoi, en général, on ne doit prendre pour nourrice que celle qui, ayant déjà nourri son propre enfant, a donné des preuves qu'elle a toutes les qualités propres à cette tâche.

Quoique, par les raisons ci-dessus rapportées, quand il est nécessaire d'envoyer l'enfant chez une nourrice mercenaire, on doive choisir une campagne bien située, cependant il ne faut pas l'éloigner trop de ses parens : autrement, il est rare qu'on apporte fidellement au traitement de l'enfant, toutes les attentions dont sa santé doit dépendre.

FIN.

TABLE

TABLE
DES
MATIÈRES
CONTENUES DANS CET OUVRAGE. (*)

INTRODUCTION.

SUBSTANCES DONT LE CORPS EST FORMÉ.

Solides.

Fluides.

(*) Le Lecteur est averti que, par erreur, on a doublé les *folio* depuis 43 jusqu'à 52 inclusivement.

STRUCTURE ANATOMIQUE DU CORPS HUMAIN.

TÊTE.

TRONC.

Os

EXTRÉMITÉS DU CORPS.

MALADIES DES FEMMES.

PARTIE Ire. — CHAPITRE Ier.

Diversités dans la structure, qui constituent le sexe.

CHAPITRE II.

Maladies sexuelles.

CHAPITRE III.

Grossesse.

PARTIE IIe. — CHAPITRE Ier.

Travail naturel.

CHAPITRE IIe

Travail languissant.

CHAPITRE III.

Travail difficile.

CHAPITRE IVe

Accouchemens outre nature.

CHAPITRE V^e^

Accouchemens où il y a plus d'un enfant.

CHAPITRE VI.

Accouchemens compliqués, accompagnés de circonstances dangereuses pour la mère et l'enfant.

PARTIE IIIe. — CHAPITRE Ier.

Traitement des femmes après la délivrance.

CHAPITRE II.

Maladies qui arrivent après la délivrance.

CHAPITRE III.

Fièvres qui surviennent dans les couches.

TRAITEMENT DES ENFANS.

PARTIE QUATRIÈME.

INTRODUCTION.

CHAPITRE PREMIER.

CHAPITRE PREMIER.

Traitement des Enfans, par rapport à la propreté, à l'habillement, aux alimens, à l'air et à l'exercice.

CHAPITRE II.

Maladies des enfans nouveaux-nés.

CHAPITRE III.

Maladies qui arrivent le plus fréquemment dans les trois ou quatre premiers mois après la naissance.

CHAPITRE IVe

Maladies qui arrivent entre les trois ou quatre premières semaines après la naissance et le période du sevrage.

APPENDIX.

FORMULES DE MÉDECINES.

Fin de la Table.

LIVRES

Qui se trouvent chez Batilliot *frères, Imprimeurs-Libraires, rue du Foin Saint-Jacques, No. 11, à Paris.*

Académie des jeux, 5 vol. in-12. fig. 5 l.

Anatomie philosop., par Hauchecorne, 2 v. in-8. 4 l. 10 s.

Art de fabriquer les salins et la potasse, suivi des expériences sur les moyens de multiplier la fabrication de la potasse, par Pertuis et le Sage, 1 vol. in-8. 1 l.

Catéchisme sur l'art des accouchemens, pour les sages-femmes et les jeunes chirurgiens : ouvrage imprimé par ordre du gouvernement, 1 vol. in-12. 1 l. 10 s.

Causes célèbres et intéressantes, avec les jugemens qui les ont décidées, rédigées par Richer, 22 v. in-12. 24 l.

Cérémonies et coutumes religieuses de tous les peuples du monde, 4 vol. in-8. ornés de plus de 300 figures gravées par Bernard Picard, 84 l.

Chronique scandaleuse, ou mémoires pour servir à l'histoire de la génération présente, 5 vol. in-12. 6 l.

Connoissance de soi-même considérée comme la base du bonheur de l'homme, sous le rapport de la religion, de la morale et de la société, trad. de l'ang. 1 v. in-8. 2 l.

Couronnes académiques, ou recueil des prix proposés par les sociétés savantes, avec les noms de ceux qui les ont obtenus, des concurrens distingués, des auteurs qui ont écrit sur les mêmes sujets, le titre et le lieu de l'impression de leurs ouvrages, précédé de l'histoire des académies de France, par de Landine, 2 vol. in-8. 2 l.

Cours abrégé de phisique expérimentale, à la portée de tout le monde, par Famin, 1 vol. in-8. 3 l.

Dictionnaire de la fable, de Chompré, 1 v. in-12. 1 l.

——philosophique, par Voltaire, 8 vol. in-12. 7 l.

Dunciade (la), poëme de Palissot, augmentée du tableau du jacobinisme, 1 vol. in-18. imprimé par Crapelet, 1 l.

Dissertation sur le thé, le café, le cacao, le tabac, le chocolat, etc., 4 parties in-12. broch. en un volume, 1 l. 10 s.

Elémens d'agriculture, ou traité sur la manière de cultiver toutes sortes de terres, 1 vol. in-12. 12 s.

Essai sur l'histoire des roches, précédé d'un exposé systématique des terres et des pierres, par Launay, 1 vol. in-12. 1 l.

——sur l'hygrométrie; savoir : description d'un nouvel hygromètre comparable, théorie de l'hygromètre, théorie de l'évaporation, etc., par Saussure, 1 v. in-4. fig. 4 l.

Le même, in-8. 2 l.

Expériences et mémoires sur l'agriculture, par Varenne de Fenouille, 1 vol. in-8. 1 l. 10 s.

Géographie de la France par département, 1 vol. in-12. carte, 1 l. 15 s.

Henriade de Voltaire, 1 vol. in-12. 1 l. 5 s.

Histoire de la révolution de France, précédée de l'exposé rapide des administrations successives qui ont déterminé cette révolution mémorable, 10 v. in-18. 18 l.

Les tomes 7, 8, 9 et 10 se vendent séparément 2 l. le volume.

Instructions sur les mesures déduites de la grandeur de la terre, par la commission des poids et mesures, 1 vol. in-8. fig.

——sur l'établissement des nitrières, et sur la fabrication du salpêtre, 1 vol. in-8. fig. 1 l.

Jardinier d'Artois, ou élémens de la culture des jardins potagers, par Bonnelle, nouvelle édition, augmentée du traité des œillets, 1 vol. in-8. 1 l. 10 s.

Jardinier (le) fleuriste, 1 vol. in-12. avec quantité de figures, 1 l. 15 s.

Jardins (les), poëme de Delille, 1 vol. in-18. 15 s.

—d'ornemens, ou les georgiques françaises, poëme en quatre chants, suivi des poésies philosophiques, 1 vol. in-8. 1 l. 5 s.

Jugement de Pâris, et autres pièces, par Imbert, 1 vol. in-8. grand papier, orné de sup. fig. et vignettes, 3 l.

Lettres à Emilie sur la mythologie, cinq parties in-8. figures, 7 l. 10 s.

Manuel anti-syphilitique, ou le médecin de soi-même dans la cure des maladies vénériennes, avec un préservatif contre ces maladies, etc., etc., par un docteur de l'ancienne faculté de Paris, 1 vol. in-12. 1 l. 10 s.

Nature (la) considérée dans plusieurs de ses opérations, ou mémoires et observations sur l'histoire naturelle, 1 vol. in-8. 1 l. 5 s.

Nature (la) dans la formation du tonnerre et la reproduction des êtres vivans, pour servir d'introduction aux vrais principes de l'agriculture, par Poncelet, 2 vol. in-8. fig. 3 l.

Nouvelles espagnoles de Michel Cervantès, 2 v. in-8. fig. 8 l.

Nuits (les) d'Young, 2 vol. in-12. fig. 3 l.

Observations sur le sentiment du beau et du sublime, par Emmanuel Kant, 1 vol. in-8. avec son portrait, 1 l.

OEuvres de Voltaire, 45 vol. in-4. figures, 120 l.

Les tomes 30 à 45 se vendent séparément, 60 l.

—de Florian, 15 v. in-18. figures, y compris sa vie, 10 l.

—de chirurgie de Louis, 2 vol. in-12. 2 l. 10 s.

Opuscules physiques de Fontana, traduites par Gebelin, 1 vol. in-8. 3 l.

Ornitologie de la France, contenant les figures de 134 espèces d'oiseaux, gravées en taille douce, 1 v. in-4. 8 l.

Parfait (le) bouvier, 1 vol. in-12. 1 l.

Politicon, ou choix de meilleurs discours sur tous les sujets de la politique, prononcés par les plus célèbres orateurs de notre révolution, avec leur portrait et celui de Louis XVI, gravés par les meilleurs artistes, 6 vol. in-8. 18 l.

Pucelle (la) d'Orléans, poëme en 21 chants, avec les notes, 1 vol. in-12. 15 s.

Religion (la) défendue contre l'incrédulité du siècle, et économie de la providence dans l'établissement de la religion, 8 vol. in-12. 6 l.

Recherches sur les Etats-Unis d'Amérique, 4 v. in-8. 9 l.

Recueil amusant de voyages, par Béranger, 7 v. in-12. 9 l.

—de proverbes dramatiques, en vers et en prose, 16 vol. in-12. 12 l.

—de secrets des artistes, par Buc'hoz, 3 v. in-12. 4 l. 10 s.

Romans de Mayer, 2 vol. in-12. fig. 1 l. 10 s.

Système militaire du roi de Prusse, par Mirabeau. 1 v. in-4. avec environ 100 fig. 6 l.

Tableau des variétés de la vie humaine, par Daignan, 2 vol. in-8. 5 l.

Théâtre complet de Voltaire, 9 vol. in-12. 9 l.

Traité sur la manière d'empailler et de conserver les animaux, les pelleteries et les laines, 1 vol. in-12. 15 s.

—de la sphère, par Mentelle, 1 v. in-12. avec cart. 1 l.

Voyage dans les Alpes, précédé d'un essai sur l'histoire naturelle des environs de Genève, par Saussure, 2 v. in-4. fig. 12 l.

—dans la Grèce asiatique, à la péninsule de Cyzique, à Bruce et à Nicée, avec des détails sur l'histoire naturelle de ces contrées, par Sestini, 1 v. in-8. 1 l. 5 s.

—dans le Nord, et histoire des découvertes faites dans ces contrées, par Forster, et mis en français par Broussonet, avec cartes géograp., 2 vol. in-8. 6 l.

Vrai (le) ami des hommes : ouvrage posthume de Thomas, 1 vol. in-8. 1 l.

OEuvres de Nollet, contenant : Leçons de physique expérimentale, 6 vol. in-12. 18 l. L'art des expériences, 3 vol. in-12. 9 l. Lettres sur l'électricité, 3 v. in-12. 6 l. Recherches sur les causes particulières des phénomènes électriques, 1 vol. in-12. 2 l. 10 s. Essai sur l'électricité des corps, 1 vol. in-12. 2 l. Electricité soumise à un nouvel examen, 1 vol. in-12. 2 l.

Code du bonheur, renfermant des maximes et des règles relatives aux devoirs de l'homme envers lui-même, envers ses semblables et envers Dieu; par d'Erlac, 7 vol. in-8. 15 l.

Discours grecs, choisis de divers orateurs, contenant les trois Olyntiennes de Démosthènes, les quatre philippiques du même, les harangues sur la couronne, etc., les discours choisis d'Isocrate, de Lysias, de Lycurgues, l'orateur de Saint-Basile, etc., par l'abbé Auger, 2 v. in-12. en grec, imprimerie de Didot, 5 l.

Discussions importantes débattues au parlement d'Angleterre, par les plus célèbres orateurs, depuis trente ans, renfermant un choix de discours, motions, adresses, répliques, etc., accompagné de réflexions politiques analogues à la situation de la France, depuis les états généraux : ouvrage traduit de l'anglais, 4 v. in-8. 7 l.

Origines (les), ou l'ancien gouvernement de France, de

l'Allemagne et de l'Italie : ouvrage historique où l'on voit dans leur origine la royauté et ses attributs, la nation et ses différentes classes, par de Buat, 3 vol. in-8. 4 l. 10 s.

Siècle de Louis XIV et de Louis XV, 3 v. in-8. 7 l.

Traité complet d'arithmétique à l'usage du militaire, etc., par Trincano, 1 vol. in-8. fig. 2 l.

Voyage dans la mer du Sud par les espagnols et les hollandais, traduit de l'anglais, 1 vol. in-8. 2 l.

www.ingramcontent.com/pod-product-compliance
Ingram Content Group UK Ltd.
Pitfield, Milton Keynes, MK11 3LW, UK
UKHW020921180726
13838UKWH00002B/688